Stephan Müller

Richtig essen für die
FASZIEN

Stephan Müller

Richtig essen für die
FASZIEN

südwest

Inhalt

Vorwort von Dr. Robert Schleip ... 6
Vorwort von Weltfußballerin Nadine Angerer ... 8

Faszinierendes Bindegewebe ... 10

Was sind Faszien? ... 12
Ernährung und Faszien ... 17

Das lieben Ihre Faszien! ... 22

Proteine – elementare Bausteine des Lebens ... 24
Aminosäuren – an vielen Körperprozessen beteiligt ... 25
Kohlenhydrate – für eine gesunde Zellfunktion ... 28
Gutes Fett, schlechtes Fett ... 30
Sekundäre Pflanzenstoffe, Antioxidanzien & Co. ... 33
Auch das tut Ihren Faszien gut ... 38
Vitamine, Mineralstoffe und Spurenelemente ... 39

Die richtigen Nahrungsmittel ... 46

Powerstoff Eiweiß ... 48
Das geht runter wie Öl ... 48
Kohlenhydrate – am besten in Form von Obst und Gemüse ... 49
Obst – die bunte Vielfalt der Natur ... 50
Gemüse – reiche Auswahl ... 52
Der optimale Füllstoff – Salate und Pilze ... 59
Der sinnvolle Kräutermix ... 66
Für die Süßen ... 70
Gewürze – das gewisse Etwas ... 72
Nicht zu vergessen – geeignete Getränke ... 77

Das schadet Ihren Faszien — 80

Alltägliche Ernährungsfallen — 82
Fette, die Sie meiden sollten — 82
Ungesunde Kohlenhydrate — 85
Und sonst? — 87
Selten und in Maßen — 89

Gesunder Darm, gesunde Faszien — 92

Entzündungshemmung und Darmsanierung — 94

Rezepte für die Faszien — 100

Frühstück — 102
Salate — 107
Suppen — 112
Milchsaures Gemüse — 116
Hauptgerichte — 118
Desserts — 128
Smoothie, Tee & Co. — 134

Kleines Faszien-Abc — 142
Vorteile für die Faszien auf einen Blick — 149
Quellenverzeichnis — 153
Literaturhinweise — 156
Register — 158
Impressum — 160

Vorwort von Dr. Robert Schleip

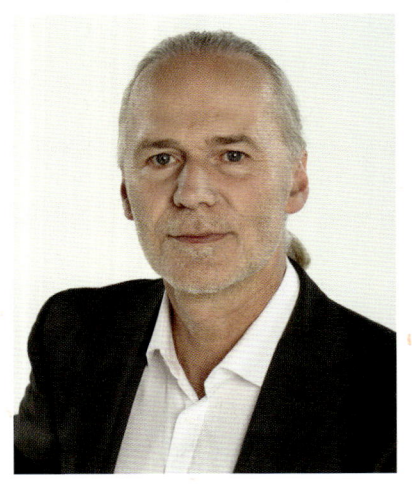

Dies ist meines Wissens das erste Buch, in dem gezielt der Einfluss der Ernährung auf das Bindegewebe thematisiert wird. Speziell geht es um das muskuläre Bindegewebe (Faszien), das lange Zeit noch eine vernachlässigte Aschenputtel-Rolle in der Medizin spielte. Das rasant wachsende Feld der internationalen Faszienforschung hat jedoch in den letzten Jahren deutlich gezeigt, dass dieses weißfarbige Fasernetzwerk, das den gesamten Körper umhüllt und jedem Organ und jedem Muskel seine Form verleiht, mehrere überaus wichtige Funktionen erfüllt. Es beeinflusst nicht nur unsere Körperhaltung sowie unsere allgemeine Beweglichkeit oder Steifheit; es ist darüber hinaus auch eines unserer wichtigsten Sinnesorgane, speziell für die Wahrnehmung des eigenen Körpers. Kein Wunder, dass es daher bereits zahlreiche Ratgeber darüber gibt, wie Sie dieses Gewebe mit Sport und Bewegung gesund erhalten können. Ob Ihr Bindegewebe steif, teigig, spröde oder jugendlich-elastisch geformt ist, das bestimmen in erster Linie die Bindegewebszellen, die Fibroblasten, indem sie regelmäßig ihr ganzkörperweites kollagenes Fasernetz aufrechterhalten und erneuern. Hierbei werden diese Zellen nicht nur durch ihre genetische Konstitution und das Ausmaß biomechanischer Stimulationen beeinflusst, sondern auch durch ihr biochemisches Milieu. Womit wir schon beim Thema dieses spannenden Buches sind, der Ernährung. So beginnen diese Zellen, in einer sauren Umgebung ein besonders hartes Fasernetz zu weben; und bei einer zuckerreichen Ernährung bauen sie zahlreiche kleine Kristalle in die Grundsubstanz ein, womit dieses spröde und brüchig wird.

Andererseits kann eine gute Ernährung ein gesundes Bewegungsverhalten im Alltag nicht ersetzen. Wenn jemand vor die (schreckliche!) Wahl gestellt würde, entweder als chronischer Stubenhocker sich optimal zu ernähren oder bei einer durchschnittsdeutschen Hausmannskost sich artgerecht und gesund zu bewegen, dann wird in den allermeisten Fällen die zweite Option die eindeutig bessere Wahl für das Bindegewebe darstellen. Auch bei einer noch so gesunden Ernährung bedarf es einer aktiven Bewegungsbelastung, damit die über die Nahrung aufgenommenen Stoffe bis in die letzten Ritzen Ihrer Gelenkkapseln, Ihrer großen Rückenfaszie oder Ihrer Achillessehne vordringen können. Daher auch der nahezu einstimmige Rat aller Bindegewebsexperten sowie Faszientherapeuten: Kombinieren Sie unbedingt beides, aktive Bewegung plus gesunde Ernährung. Ihr Faszinennetzwerk wird es Ihnen danken.

Wenn Sie diesen klugen Weg verfolgen möchten, darf ich Sie zur Wahl dieses exzellenten Ratgeberbuches beglückwünschen. Zum ersten Mal ist es einem Autor gelungen, ein kompaktes Werk, vor allem für den praktischen Alltag, zum Thema richtig essen für die Faszien zu veröffentlichen. Der Ernährungsexperte zahlreicher Weltmeister, Olympiasieger und anderer Spitzensportler Stephan Müller verbindet hier unsere tägliche Nahrungsaufnahme mit aktuellen wissenschaftlichen Erkenntnissen für den Bereich der optimalen Faszienversorgung. Egal ob Sie es für Ihre Gesundheit, für mehr Leistungsfähigkeit, für eine schnellere Regeneration oder einfach nur für sich selbst tun wollen, hier bekommen Sie erstklassige Informationen und Tipps zur optimalen Erneuerung Ihres Bindegewebes. Die bei jedem Rezept aufgezählten Vorteile für die Faszien verschaffen einen schnellen Überblick über die Wirkungsweisen unserer täglichen Speisen auf den Körper.

Die von Stephan Müller auf attraktive Weise in diesem Buch vermittelten einfach umsetzbaren Ernährungstipps mit zahlreichen Rezepten basieren auf seiner jahrelangen intensiven Auseinandersetzung mit dem Thema. Anstatt mit langen Literaturreferenzen und chemischen Formeln überschüttet er Sie hier mit zahlreichen praktischen Tipps sowie leckeren Rezepten. Es ist ein Buch, das motiviert; von einem Fachmann, der damit schon etlichen Spitzensportlern und vielen Endkunden zu einem elastischeren und geschmeidigen Bindegewebe verholfen hat. Beachten Sie hierbei jedoch, dass Ihr Kollagen in den Faszien sich nicht von heute auf morgen auf- und umbaut. Der Umbau des Bindegewebes dauert üblicherweise mehrere Monate, zumal es schlechter als z. B. die Muskeln durchblutet ist. Dafür ist eine Erneuerung hier eine umso nachhaltigere. Faszien sind also eine Langzeitinvestition. Eine regelmäßige fasziale Bewegung und eine optimale Ernährungsversorgung werden Sie mit einem jugendlich-festeren Bindegewebe und einem geschmeidigeren Körper belohnen. Stephan Müller zeigt Ihnen, wie das geht, und nimmt Sie hierzu mit auf eine leckere und gourmetvolle Reise. Hierzu darf ich sowohl Ihnen als auch dem Autor von Herzen gratulieren.

Dr. biol. hum. Robert Schleip
Robert Schleip ist ein weltweit anerkannter Experte auf dem Gebiet der Faszien. Er ist nicht nur Autor und Herausgeber zahlreicher Fachpublikationen zu diesem Thema, sondern auch Direktor der Fascia Research Group der Universität Ulm sowie Forschungsdirektor der European Rolfing Association.

Vorwort von Weltfußballerin Nadine Angerer

Stephan und ich haben uns vor einigen Jahren während eines Ernährungsseminars kennengelernt. Er, der Dozent, und ich, die begeisterte Zuhörerin. Sein Wissen über Ernährung ist riesengroß, und daher freut es mich umso mehr, dass er jetzt ein Buch speziell über die gezielte Ernährung zur besseren Versorgung des Bindegewebes (Faszien) herausgebracht hat.
Als langjährige Leistungssportlerin und ausgebildete Physiotherapeutin weiß ich, wie wichtig das Zusammenspiel und die Regeneration von Muskulatur und Faszien sind. Regelmäßige Bewegung, Massagen, gezieltes Dehnen und auch thermische Einwirkungen sind wichtig. Mit der gleichzeitigen gezielten Ernährung kann dies noch deutlich unterstützt und verbessert werden.
In diesem Buch beschreibt Stephan einfach, anschaulich und mit sehr viel Hintergrundwissen sowie zahlreichen leckeren Rezepten die Vorteile einer »faszienfreundlichen« Ernährung.

Lange wurde vor allem im Sport und im Fußball das Thema Faszien vernachlässigt. Neue Studien und meine eigenen Erfahrungen haben gezeigt, wie man beispielsweise Verletzungen durch gute Faszienpflege vorbeugen kann.
Jeder, der dieses Buch liest, wird begeistert sein, neue Ansätze mitnehmen und seinen Horizont im Bereich Ernährung deutlich erweitern.
Ich wünsche viel Spaß beim Lesen und beim Nachkochen der Rezepte.

Nadine »Natze« Angerer
Weltfußballerin und Europas Fußballerin des Jahres 2013
Beste Torhüterin der FIFA-Weltmeisterschaft 2007
(ohne Gegentor im ganzen Turnier)
Beste Spielerin der UEFA-Europameisterschaft 2013
Weltmeisterin (2003 und 2007)
Europameisterin (1997, 2001, 2005, 2009, 2013)
Olympische Bronzemedaille 2000, 2004 und 2008

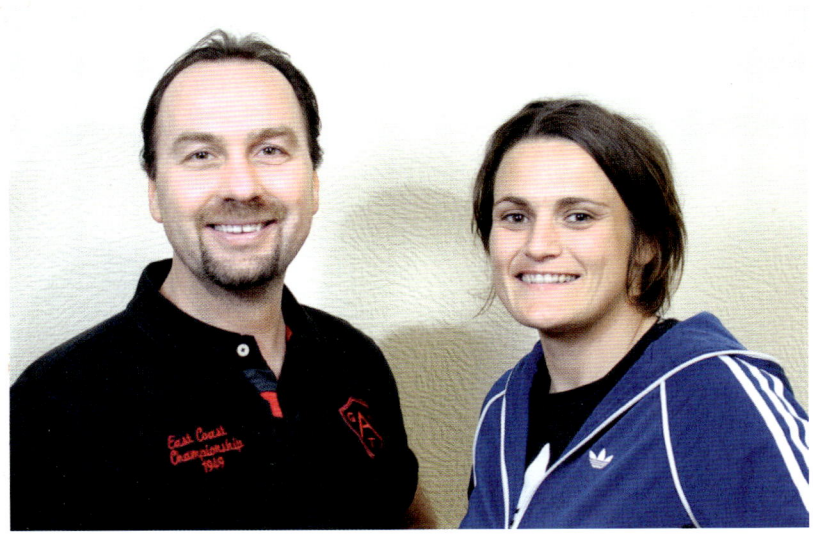

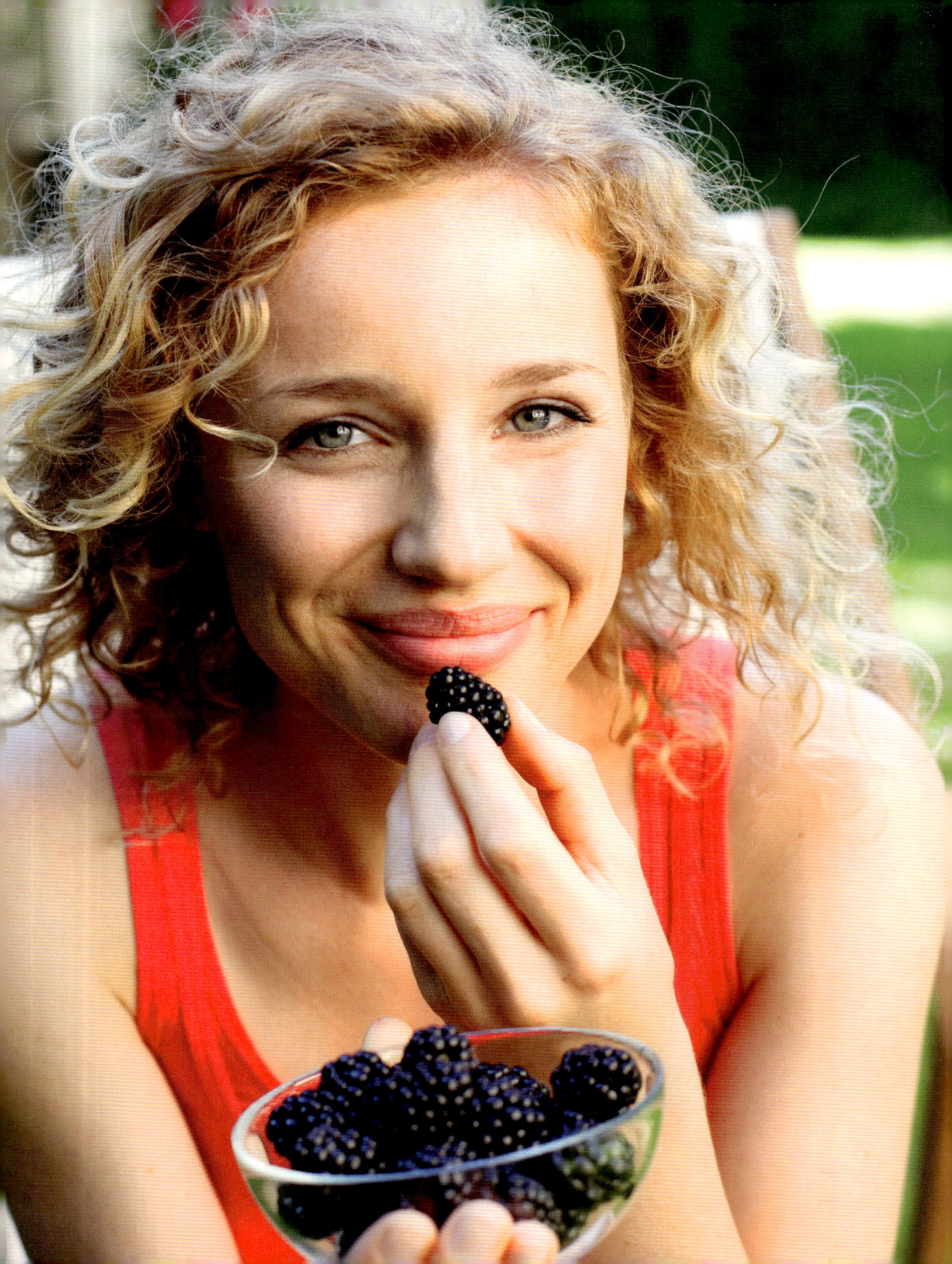

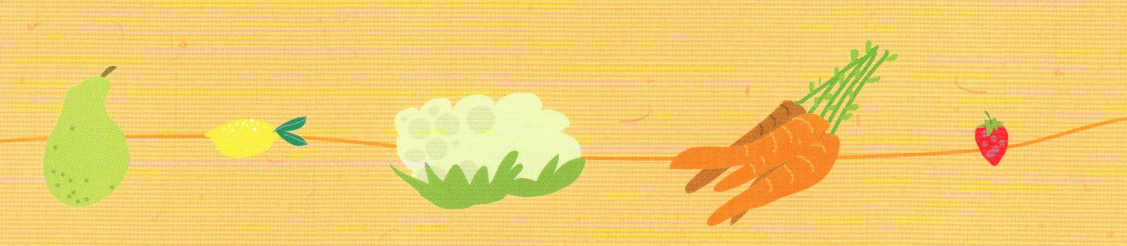

Faszinierendes Bindegewebe

Das Bindegewebe – heute spricht man von Faszien – umhüllt unseren Körper, die Muskeln und die einzelnen Organe wie eine zweite Haut. Damit haben die Faszien vor allem eine wichtige Schutzfunktion. Darüber hinaus verleihen sie unserem Körper jedoch auch Elastizität und bestimmen maßgeblich, wie fit wir uns fühlen und wie wir auf andere wirken. Wie Sie Ihre Faszien gesund und elastisch halten, erfahren Sie in diesem Buch.

Was sind Faszien?

Die Faszien, manchmal auch als Geflecht der Gesundheit oder Kommunikationssystem des Körpers bezeichnet, bilden ein faseriges, zwischen 0,3 und 3 Millimeter dickes Gewebenetz, das unseren gesamten Körper durchzieht. Es besteht hauptsächlich aus Kollagen, einem Strukturprotein, und umgibt Muskeln, Organe und Bänder. Die Faszien sorgen dafür, dass sich die einzelnen Teile unseres Körpers zu einem großen Ganzen zusammenfügen. Sie stützen und formen den Körper, übertragen Kräfte von Muskel zu Muskel und sind u. a. dafür verantwortlich, dass die Muskeln optimal zusammenarbeiten. Zusätzlich schützen sie den Körper vor äußeren Einflüssen, spielen also eine wichtige Rolle bei der Immunabwehr, und wirken bei Bewegungen wie ein elastischer Stoßdämpfer.

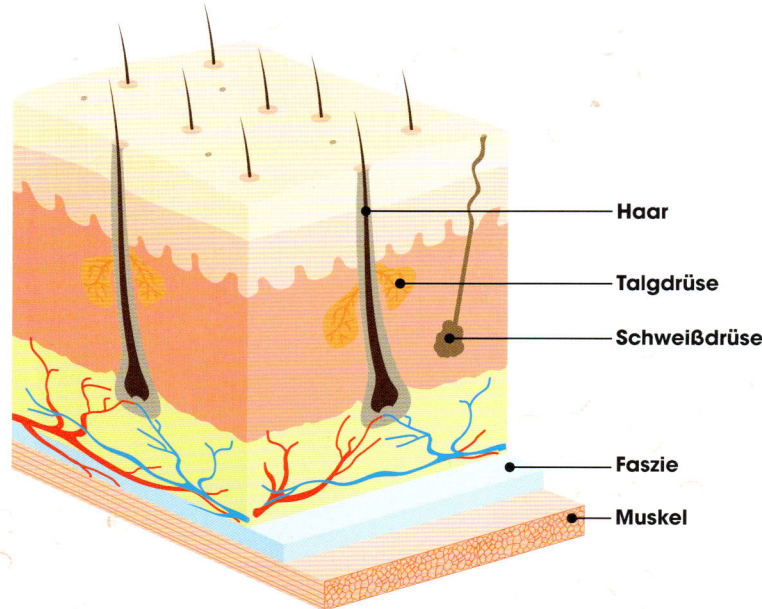

Zwischen dem Oberflächengewebe der Haut und den darunterliegenden Muskeln umschließen die Faszien unseren Körper wie eine zweite Hülle.

Neben dem Muskel-, dem Nerven- sowie dem Oberflächen- und dem Drüsengewebe wie z. B. der Haut und den Schweißdrüsen stellen die Faszien als Binde- und Stützgewebe einen der vier Grundgewebetypen des menschlichen Körpers dar. Genau genommen umfasst das Binde- und Stützgewebe eine ganze Reihe von Gewebetypen, die sich in Form und Funktion zwar unterscheiden, in ihrer Entwicklung und in ihrem strukturellen Aufbau jedoch maßgebliche Gemeinsamkeiten aufweisen. Muskeln, Sehnen, Knochen, Gefäße und Nerven werden erst durch das Fasziengewebe zu einem zusammenhängenden Organismus. Die Zellen der Faszien (Fibroblasten) produzieren je nach Aufgabe Unmengen unterschiedlicher Stoffe wie z. B. Kollagenfasern, die den Faszien ihre Zugfestigkeit verleihen und ihnen eine Dehnung von mehr als 100 Prozent ihrer Ursprungslänge ermöglichen.

Eines der reichsten Sinnesorgane des Körpers

Was man früher vielleicht als »Wunderheilung« abtat, lässt sich mittlerweile durch die Funktion der Faszien recht gut erklären – beispielsweise auch warum alternative Behandlungs- und Übungsmethoden wie Akupunktur, Yoga, Osteopathie, Biokinematik (ein spezielles Muskeltraining), Bewegung und Massage so effektiv sein können. Das Fasziengewebe ist ein eigenes Organ und mit über 80 Prozent freier Nervenenden eines der reichsten Sinnesorgane des Körpers. Durch die hohe Anzahl an »Bewegungsmeldern« und Schmerzrezeptoren dient es uns zur Wahrnehmung von Bewegungsabläufen und vor allem zur Propriozeption, zur Wahrnehmung des eigenen Körpers im Raum. Durch diesen »sechsten Sinn« ist es Menschen und anderen Lebewesen möglich, sehr feine und grazile Bewegungen durchzuführen und komplexe Bewegungsabläufe im täglichen Leben zu meistern.

Zudem spielt das Fasziengewebe eine entscheidende Rolle im Kampf des Körpers gegen Krankheitserreger und Infektionen. Beispielsweise bilden unsere Faszien nach einer Verletzung oder einer Belastung durch bestimmte im Bindegewebe vorkommende Zellen, die Fibroblasten, die Grundlagen für den Heilungsprozess und eine schnellere Regeneration des Gewebes.

Heute ist bekannt, dass gesunde Faszien fest und elastisch zugleich sind, ähnlich wie bei einem Zugseil. Faszien können sich selbstständig zusammenziehen und durch ihre zahlreichen Nervenendigungen auch Schmerzen auslösen. Deshalb gelten die Faszien immer mehr als Ursache ungeklärter Krankheiten; dazu gehören beispielsweise auch Schmerzen im unteren Rücken, die keinen erkennbaren Grund, keine nachweisbare organische Ursache haben. Diese Schmerzen im unteren Rücken können durch die große Rückenfaszie (Fascia thoracolumbalis, siehe Abbildung unten) bzw. durch ein schlecht funktionierendes Fasziensystem ausgelöst werden.

Die große Rückenfaszie besteht aus einer starken, dreilagigen Schicht. Ist die Gleitfähigkeit dieser Schicht beispielsweise durch Bewegungsmangel, Überbelastung oder mangelnde Versorgung beeinflusst, kann es zu einer Störung bei der Verschiebung der einzelnen Teilbereiche kommen. Dadurch werden die Nervenendigungen und Schmerzrezeptoren im Rücken aktiviert; sie senden Signale an das Gehirn, das Maßnahmen ergreifen soll, um das Gewebe zu schützen.

Seidenweiches Gleiten

Damit die Faszien wieder optimal »geschmiert« sind, sind die richtige Bewegung und vor allem die bestmögliche Versor-

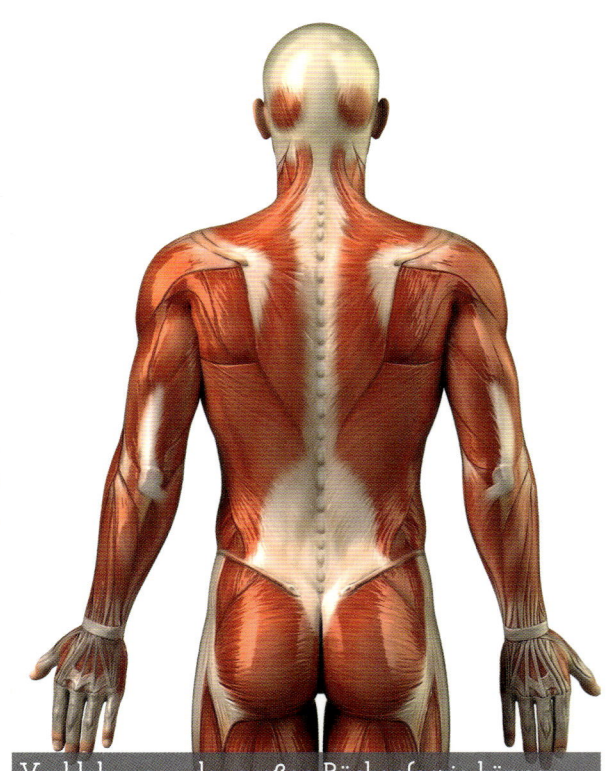

Verklebungen der großen Rückenfaszie können Schmerzen im unteren Rücken auslösen.

gung mit geeigneten Nährstoffen von entscheidender Bedeutung. Dies kann schnell Linderung verschaffen und Heilung bringen.

Das folgende kleine Experiment soll verdeutlichen, wie es sich anfühlt, wenn die Faszien eben nicht optimal »geschmiert« sind. Nehmen Sie dafür zunächst zwei Seidentücher zur Hand und reiben Sie sie aneinander. Wiederholen Sie dies anschließend mit zwei Leinentüchern. Sie werden spüren, dass die Seidentücher viel »reibungsloser«, viel glatter und leichter gleiten als die Leinentücher. Unser Ziel ist es, das sanfte Gleiten – wie bei den Seidentüchern – im Bindegewebe zu erhalten oder wieder herzustellen.

Ein großes Netzwerk

In der Literatur werden die Faszien häufig in verschiedene Bereiche unterteilt. Eigentlich besteht der Körper jedoch aus einer einzigen Faszie, die sich aus verschiedenen Anteilen zusammensetzt und die man sich wie ein großes Netzwerk vorstellen kann. Dadurch können sich Schmerzursache und schmerzender Punkt an verschiedenen Stellen im Körper befinden. Es kommt beispielsweise vor, dass Bewegungseinschränkungen und Verklebungen der Faszien im unteren Rücken Auswirkungen auf die Schultern oder den Nackenbereich haben. In diesem Fall, wie in vielen anderen Fällen, stellt die schmerzende Stelle nicht die Ursache der Schmerzen dar. Wie bereits erwähnt, können sich die Faszien selbstständig zusammenziehen; sie sind ein eigenständiges Organ und enthalten sogar Nervenendigungen. Aus diesem Grund sind sie auch schmerzempfindlich; sie können sich verhärten, sich entzünden, verdicken und so auch starke Schmerzen auslösen. Dies ist ebenfalls ein wichtiger Grund dafür, dass sich entzündungshemmende und antibakterielle Wirkstoffe so positiv auf das Fasziengewebe auswirken. Und hier kommt nun die Ernährung ins Spiel.

Ausreichend Bewegung, ein auf Ihre Bedürfnisse abgestimmtes Training und die richtige Ernährung machen die Faszien biegsam wie Bambus und reißfest wie ein Stahlseil. Dadurch wird der Körper beweglich wie der einer Katze. Und diese Beweglichkeit können Sie sich auch mit zunehmendem Alter erhalten. So bleiben Sie in Beruf und Alltag aktiv, flexibel, fit und gesund.

16 Faszinierendes Bindegewebe

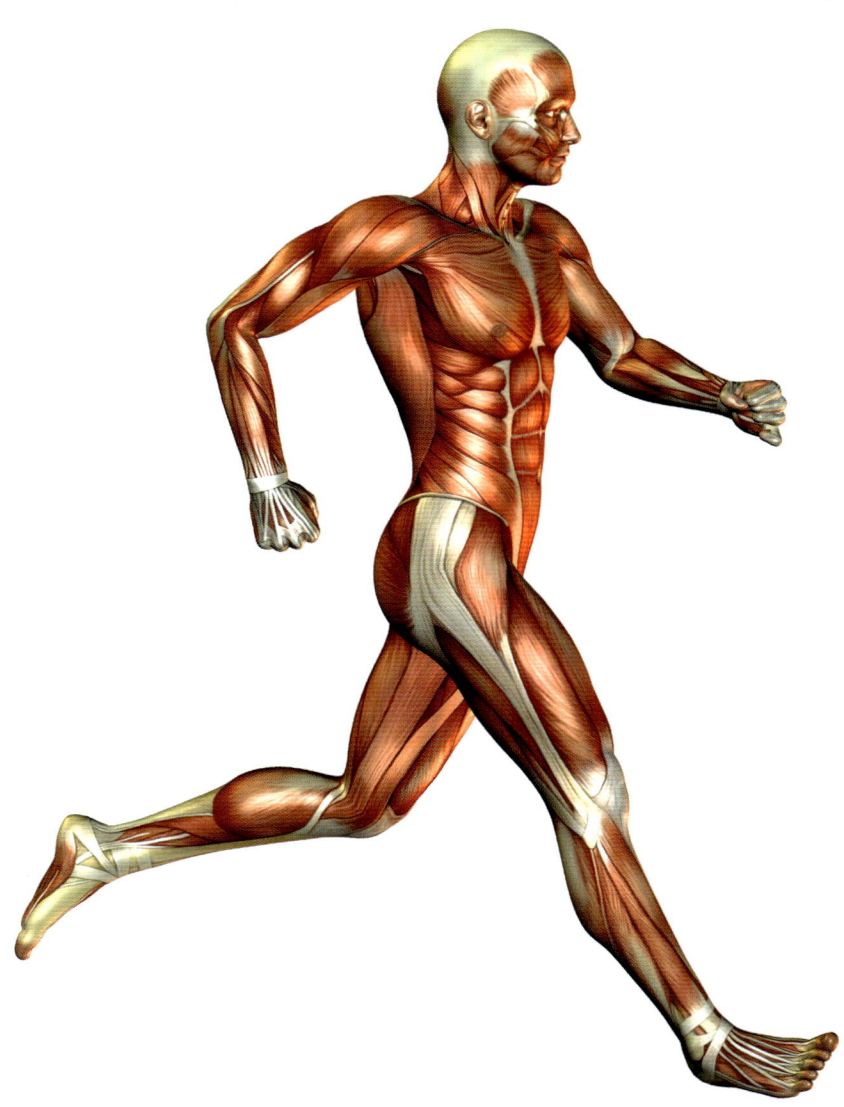

Im Prinzip besteht der Körper aus einer einzigen Faszie, die mehrere Anteile umfasst. Deshalb können sich Störungen in einem Bereich auch auf andere Stellen auswirken.

Ernährung und Faszien

Das gesammelte Wissen über den Einfluss der Nahrung bzw. der Ernährung auf das menschliche Fasziengewebe stammt aus Untersuchungen mit z. T. künstlichem Gewebe, aus der Zellforschung, aus Tierversuchen sowie aus der klinischen und chirurgischen Praxis.

Untersuchungen, die sich direkt auf den Menschen übertragen ließen, sind teilweise sehr kostspielig und auch relativ schwierig, da die Werte von Bestandteilen im Reagenzglas den Gesamtkörperzustand eines Menschen normalerweise nur ungenügend wiedergeben und somit kaum aussagekräftig sind. Das Messen oder Erfassen eines Gesamtkörperwertes in Bezug auf bestimmte Nährstoffe ist sehr komplex und deswegen sehr schwierig. Ebenso ist die Messung direkter, klinischer Auswirkungen bestimmter Nährstoffe auf spezielles bzw. spezifisches Gewebe beim Menschen sehr kompliziert. Ergebnisse aus klinischen Studien müssen differenziert betrachtet werden, da die Reaktion der Stoffe meist im Reagenzglas gemessen wurde, was nicht immer vollständig auf den menschlichen Körper übertragen werden kann. Trotzdem wird anhand dieser Untersuchungen heute einiges als wissenschaftlich erwiesen und gesichert angesehen.

Finger weg von Diäten!

Studien in den letzten Jahren haben gezeigt, dass die Kollagenproduktion sehr sensibel auf vorübergehende, vor allem aber auf langfristige Veränderungen hinsichtlich der Nahrungsaufnahme reagiert. In Tierversuchen, bei denen 24 oder mehr Stunden keine Nahrungsaufnahme erfolgte, konnte gezeigt werden, dass dadurch im Vergleich zu normalen Bedingungen rund 50 Prozent weniger Kollagen neu gebildet wurden. Das lässt sich wie folgt verallgemeinern: Je nach Dauer und Grad des Nahrungsentzugs führen die meisten Einschränkungen bei der Nahrungsaufnahme zu einer verminderten Kollagensynthese. Aus meiner Sicht ist es deshalb für den optimalen Faszienaufbau und eine schnelle Faszienregeneration ungünstig, längerfristige Diäten einzuhalten oder sich auf eine einseitige Nahrungsaufnahme zu beschränken.

Zellulite und Faszien

Bei der Zellulite – nicht zu verwechseln mit der Zellulitis, einer Entzündung des Unterhautfettgewebes – handelt es sich um eine nicht krankhafte Veränderung des Gewebes, die sich durch unschöne Dellen auf der Haut bemerkbar macht. Die Dellen erinnern an die Schale einer Orange, weshalb auch immer wieder von Orangenhaut gesprochen wird. Sie bilden sich, wenn Abfallprodukte des Stoffwechsels nur ungenügend oder gar nicht mehr aus dem Bindegewebe abtransportiert werden – der gleiche Grund, warum auch unsere Faszien an Elastizität verlieren.

So kann man sagen, dass das, was den Faszien hilft, auch bei Zellulite hilft – regelmäßige Bewegung, am besten eine Kombination aus Ausdauer-, Kraft- und Faszientraining, eine abwechslungsreiche Ernährung, bei der dem Körper alle wichtigen Nährstoffe zugeführt werden und die auch dafür sorgt, dass kein Übergewicht entsteht, und eine ausreichende Wasserzufuhr. Äußerliche Anwendungen allein, etwa von Cremes oder Salben, helfen hier weniger, da die Hautveränderung hauptsächlich in den unteren, tieferen Hautschichten stattfindet. Bewährt haben sich bei regelmäßiger Anwendung beispielsweise Salz- und Algenbäder; sie wirken sich positiv auf den Fettstoffwechsel aus und unterstützen die optimale Versorgung des Bindegewebes.

Der Mensch ist, was er isst – und was er nicht isst

Die genauen Auswirkungen von Mangelernährung oder einer eingeschränkten Ernährung auf Bindegewebsveränderungen hängen von verschiedenen Faktoren wie z.B. Bewegung, Verletzungen, Darmfunktion und Krankheiten ab. Sie können beispielsweise auch altersbedingt sein: Kinder und Jugendliche, die noch im Wachstum sind, reagieren deutlich sensibler auf Ernährungsveränderungen. Ist die Nahrungsaufnahme im Kinder- und Jugendalter eingeschränkt oder einseitig, kann sich dies auf das gesamte Leben auswirken. Sollten bereits in jungen Jahren zahlreiche Diäten eingehalten worden oder Mangelzustände aufgetreten sein, hat der Betreffende möglicherweise immer wieder mit Problemen bei der Versorgung des Körpers und der Faszien mit wichtigen Nährstoffen zu kämpfen. Der Austausch bzw. die Neubildung von Gewebe, die nur mithilfe einer ausreichenden Nährstoffversorgung stattfinden kann, dauert in der Regel Wochen bis sogar Monate. Deshalb reicht eine kurzfristige Umstellung auf eine gesunde Ernährung, vielleicht über zwei bis drei Wochen hinweg, nicht aus – der Körper muss alle wichtigen Nährstoffe regelmäßig zugeführt bekommen.

Jeder Körper baut aus den Bestandteilen der Nahrung alle notwendigen Strukturen auf und um. Was der Körper bekommt, wird für den Aufbau des Gewebes und der Strukturen verwendet und verarbeitet. Ist die Qualität des Materials zweite Wahl, verarbeitet der Körper diese Bestandteile dennoch und geht dabei Kompromisse ein. Da Faszien aus kollagenem Bindegewebe bestehen, das wiederum aus verschiedenen Aminosäuren, bestimmten Fettsäuren und zahlreichen Vitaminen sowie Mineralstoffen aufgebaut wird, hat die Ernährung einen entscheidenden Einfluss auf ein starkes und stabiles Bindegewebe. Für eine optimale Versorgung und Pflege der Faszien empfiehlt es sich, Lebensmittel zu sich zu nehmen, die einen hohen Eiweißanteil aufweisen, aus den »richtigen« Fetten bestehen und viele Vitamine, Mineralien und andere lebenswichtige Nährstoffe enthalten. Wichtig ist nicht nur, was Sie essen, sondern auch, was Sie trinken – Näheres zu den geeigneten Lebensmitteln und Getränken erfahren Sie in den folgenden Kapiteln.

Und wichtig ist auch, dass Sie Folgendes nicht essen: Zu viele gesättigte Fettsäuren, zu viele Omega-6-Fettsäuren und Transfette, bestimmte Kohlenhydratträger wie stark zuckerhaltige Süßigkeiten oder hochverarbeitete Weißmehlprodukte sowie Geschmacks-, Aroma- und Süßstoffe sollten Sie aus der täglichen Nahrung am besten verbannen (siehe Quellen S. 153).

Natürliche Ernährung ohne Zusatzstoffe

Damit nach einer Belastung schnellstmöglich wieder eine Regenerationsphase eintritt und sich das Bindegewebe erneuert, müssen genügend Bau- und Regenerationsstoffe in guter Qualität vorhanden sein. Ist dies nicht der Fall, versucht der Körper, mit schlechterer Qualität auszukommen oder körpereigene Stoffe heranzuziehen, die eigentlich für andere Aufgaben zur Verfügung stehen sollten. Durch diesen Kompromiss kann es demnach zu Einschränkungen anderer Funktionen und zum Abbau wichtiger Körpersubstanzen oder zu einer Verschlechterung von Stoffwechselvorgängen kommen. Dagegen können Sie etwas tun: Versorgen Sie Ihren Körper mit allen Nährstoffen, die er braucht, und zwar in möglichst hoher Qualität.

Von einer solchen Ernährung profitieren nicht nur die Faszien. Studien (siehe Quellen S. 153) haben erwiesen, dass man mit einer natürlichen Ernährung ohne pharmakologische Zusätze das Bindegewebe stärken und bei Erkrankungen des Bewegungsapparats darüber hinaus auch Entzündungsaktivitäten dämpfen kann. Und das alles, soweit bekannt, ohne Nebenwirkungen. Ohne pharmakologische Zusätze bedeutet z. B. ohne Nahrungsergänzungsmittel – denn synthetisch hergestellte Nährstoffe haben nun einmal eine andere Wirkung auf den Körper als das Original der Natur. Bei Mangelzuständen mag sich in dem einen oder anderen Fall ein Nahrungsergänzungsmittel anbieten, eine gesunde Ernährungsweise ersetzt es jedoch nicht.

Faszien und Wasser

Unsere Faszien bestehen zu 70 bis 80 Prozent aus Wasser und speichern rund ein Viertel des gesamten Körperwassers. Aus diesem Grund hat auch die Qualität des Wassers, das wir zu uns nehmen, einen entscheidenden Einfluss auf die Versorgung der Faszien – je besser das Wasser, desto besser wird das Bindegewebe versorgt. Ein Mineralwasser mit einem höheren Mineralstoffgehalt ist Wasser mit einem niedrigen Mineralstoffgehalt immer vorzuziehen. Mineralien haben vor allem die Aufgabe, Wasser im Körper zu binden und die Funktion der Muskulatur sowie der aktiven und passiven Strukturen wie z. B. der Faszien, Sehnen, Knochen, Knorpel, Gelenke, Bandscheiben und Bänder zu verbessern. Kalzium stabilisiert u. a. die Zellwände. Da Knochen sowie Teile der Haut und der Blutgefäße vom Fasziengewebe erst zu einer Einheit zusammengefasst werden, wirkt sich ein Kalziummangel meist auf zahlreiche Regionen im Körper aus. So kann

Wassersorte	Anteil Magnesium (Tagesbedarf liegt bei ca. 300 mg)	Anteil Kalzium (Tagesbedarf liegt bei ca. 1000 mg)
Mineralwasser A	2 mg	5 mg
Mineralwasser B	26 mg	80 mg
Mineralwasser C	108 mg	348 mg

er etwa zu Gefäßerweiterungen, Venenerkrankungen und Bandscheibenproblemen führen. Magnesium wiederum ist ein fester Bestandteil des Gewebes. Bei der Versorgung mit schlechtem Mineralwasser schwemmt der Körper möglicherweise weitere Mineralstoffe aus und gerät so in eine Mineralunterversorgung. Die Folge: ein schlechtes Fasziengewebe.

Zu einer natürlichen, ausgewogenen Ernährung, die die Faszien stärkt, gehört also auch die reichliche Aufnahme von hochwertigem Wasser. Wählen Sie beim nächsten Einkauf drei bis vier verschiedene Mineralwässer, medium oder still, aus und testen Sie, welches Wasser Ihnen am besten schmeckt. Notieren Sie sich anschließend, wie in der Tabelle oben, den jeweiligen Anteil an Magnesium und Kalzium. Vergleichen Sie den Mineralstoffgehalt und entscheiden Sie sich dann für die Sorte mit dem besten Geschmack und dem höchsten Anteil an Magnesium und Kalzium. Ideal ist ein Verhältnis von 1:2 – doppelt so viel Kalzium wie Magnesium –, aber auch ein Verhältnis von 1:4 ist akzeptabel.

Das im Mineralwasser enthaltene Magnesium kann der Körper deutlich besser verwerten, wenn Sie dazu etwas Obst wie z. B. eine Banane, eine Kiwi oder einen Apfel essen. Dabei nehmen Sie gleichzeitig auch ausreichend Kalium auf; dieser Mineralstoff ist für die Leistungsfähigkeit unseres Gehirns, eine optimale Nervenversorgung und die Regulierung des Wasserhaushalts unverzichtbar.

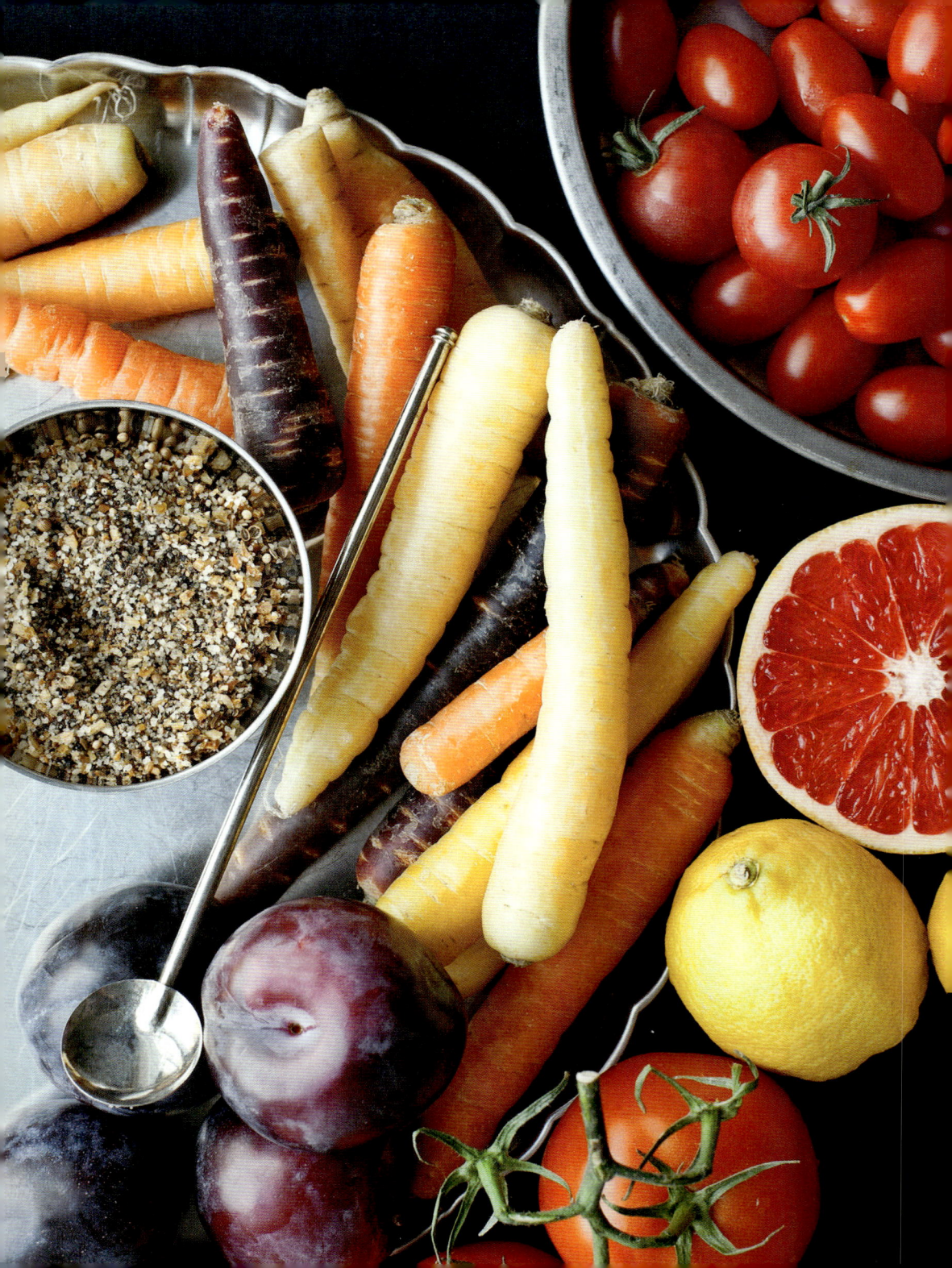

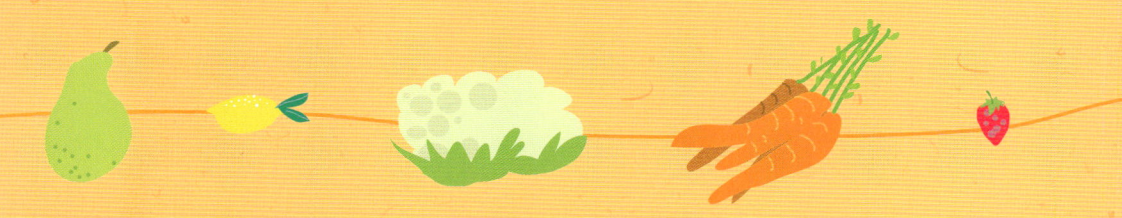

Das lieben Ihre Faszien!

Um Faszien neu aufbauen und gut funktionsfähig halten zu können, braucht der Körper eine Reihe von Nähr- und Wirkstoffen wie Proteine und Aminosäuren, Kohlenhydrate, Fettsäuren, sekundäre Pflanzenstoffe sowie Mineralien, Spurenelemente und Vitamine. Aus diesen Bausteinen konstruiert er ein wirkungsvolles Versorgungsnetz, das unsere Faszien elastisch und uns damit gesund, fit und leistungsfähig hält.

Proteine – elementare Bausteine des Lebens

Proteine (Eiweiße) und Aminosäuren – aus ihnen setzen sich die Proteine im Körper zusammen – sind deshalb so wichtig, weil der Körper daraus Strukturen wie Bindegewebe, Muskulatur, Knorpel, Knochen, Bänder, Sehnen, Haare, Zähne und Nägel aufbaut. Außer auf eine eiweißreiche Ernährung sollte aber auch auf die biologische Wertigkeit des Eiweißes geachtet werden. Unter biologischer Wertigkeit versteht man, wie viel Gramm körpereigenes Eiweiß der Organismus aus 100 Gramm aufgenommenem Eiweiß bauen kann. Je höher die biologische Wertigkeit, desto weniger Eiweiß braucht der Körper, um seine Eiweißbilanz aufrechtzuerhalten.

Da tierisches Eiweiß unserem körpereigenen Eiweiß strukturell ähnelt, hat es für uns eine höhere biologische Wertigkeit als pflanzliches Eiweiß – mit tierischen Proteinen können wir unseren Eiweißbedarf also wesentlich besser decken. Eier beispielsweise haben eine biologische Wertigkeit von 100 Prozent; der Körper kann das in ihnen enthaltene Eiweiß also vollständig verwerten, z. B. für den Aufbau von Faszien. Kartoffeln oder Süßkartoffeln dagegen weisen ohne die Kombination mit einem anderen eiweißhaltigen Lebensmittel nur eine biologische Wertigkeit von rund 70 Prozent auf. Dies liegt daran, dass die biologische Wertigkeit steigt, wenn sich viele Eiweiße ergänzen und Lebensmittel entsprechend sinnvoll kombiniert werden – immer vorausgesetzt, der Körper ist ausreichend mit Kohlenhydraten und Fetten versorgt, damit die Nahrungsproteine nicht zur

Info & Tipp

Besonderes Augenmerk hinsichtlich der Eiweiße sollte auf die ausreichende Aufnahme spezieller Aminosäuren wie Arginin, Glutamin, Lysin und Prolin gelegt werden (siehe S. 25ff.). Eine sehr hohe biologische Wertigkeit besitzt übrigens der köstliche Bananen-Chia-Pudding; das Rezept dazu finden Sie auf Seite 133.

Energiegewinnung herangezogen werden müssen. Gute Eiweißkombinationen sind z. B. die folgenden:
- Fleisch mit Salat
- Fisch mit Gemüse
- Eier mit Kartoffeln oder – noch besser – Süßkartoffeln
- Mandelmilch oder ab und zu auch Milchprodukte (warum Milchprodukte eher reduziert werden sollten, siehe S. 91), kombiniert mit Obst oder Gemüse

Aminosäuren – an vielen Körperprozessen beteiligt

Wie bereits erwähnt, setzen sich die Proteine aus Aminosäuren zusammen. Bislang sind 20 dieser sogenannten proteinogenen Aminosäuren bekannt: Zwölf davon kann der Körper selbst herstellen, acht jedoch nicht. Letztere werden als essenzielle (lebensnotwendige) Aminosäuren bezeichnet, sie müssen dem Körper über die Nahrung zugeführt werden. Einige Aminosäuren sind für Ihre Faszien besonders wichtig.

Arginin steigert die Regenerationsfähigkeit

Die Aminosäure Arginin ist an zahlreichen Körperfunktionen beteiligt. Arginin fördert u. a. die Ausschüttung von Wachstumshormonen und hilft beim Aufbau stabiler Muskeln. Das Wachstumshormon HGH (»Human Growth Hormone«), auch als Somatropin bezeichnet, gilt als ein sehr wichtiges Regenerations- und Anti-Aging-Hormon (siehe dazu auch S. 28). Studien konnten belegen, dass der Argininbedarf bei einer Verletzung deutlich erhöht ist. Nehmen Personen mit einem schlechten Bindegewebe oder mit Verletzungen vermehrt argininreiche Lebensmittel zu sich, wird die Regenerationszeit erheblich verkürzt.

Mit zunehmendem Alter verringert sich die Ausschüttung von Wachstumshormonen – einer der Hauptgründe dafür, dass Muskelkraft und Elastizität des Bindegewebes nachlassen, wenn wir älter werden. Darüber hinaus ist HGH auch an der Immunfunktion beteiligt. So verbessert ausreichend Arginin im Körper auch die Aktivität unserer natürlichen Killerzellen (Lymphozyten) – sie erkennen kranke Zellen und zerstören sie. Weiterhin spielt Arginin eine wichtige Rolle bei der Durchblutung und kann somit das Hautbild verbessern. Zu den argininreichen Lebensmitteln gehören Nüsse (Haselnüsse, Mandeln), Fisch (Barsch, Thunfisch, Sardine, Garnele, Lachs) sowie Hühner-, Kalb- und Rindfleisch, am besten aus Freiland- oder Biohaltung. Um also die Regeneration nach dem Sport zu verbessern, die Durchblutung Ihres Bindegewebes zu fördern und Ihr Immunsystem zu stabilisieren, integrieren Sie argininreiche Lebensmittel in Ihren Speiseplan.

Glutamin – Wachstumsturbo für die Zellen

Die Aminosäure Glutamin ist wichtig für das schnelle Wachstum der Zellen einschließlich der Lymphozyten, unserer natürlichen Killerzellen; aus ihr beziehen die Zellen reichlich Energie. Alle Körperzellen, die sich oft erneuern oder schnell vermehren müssen – dazu gehören z. B. die Zellen unseres Immunsystems – haben einen erhöhten Bedarf an Glutamin. Vor allem ist es bei starken körper-

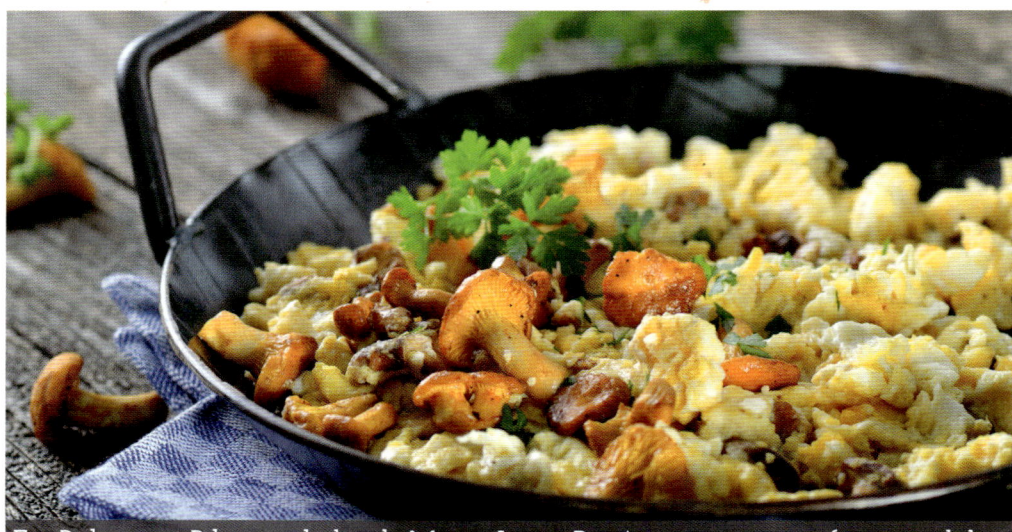

Ein Rührei mit Pilzen enthält jede Menge Lysin. Die Aminosäure sorgt für ein stabiles Kollagen, hält die Muskulatur beweglich und steigert die Immunfunktion.

lichen Stressbelastungen wichtig, genügend glutaminreiche Lebensmittel aufzunehmen, da die Aminosäure auch eine beruhigende Wirkung auf die Nerven hat (siehe Literaturempfehlungen S. 156f.).

Eine weitere wichtige Funktion des Glutamins ist der Aufbau von Muskeleiweiß. Sie ist eine der Hauptaminosäuren, die bei einer Verletzung oder nach einem Training verloren geht und möglichst rasch über die Nahrung wieder zugeführt werden sollte. Zu den glutaminreichen Lebensmitteln gehören insbesondere Nüsse wie z. B. Walnüsse, Fisch, Rind und Huhn.

Verschiedene Studien (siehe Quellen S. 153) haben ergeben, dass sich die Wundheilung bei Menschen mit Hautverletzungen wie z. B. Verbrennungen deutlich verbesserte, wenn sie vermehrt arginin- und glutaminreiche Lebensmittel zu sich nahmen. Dies erklärt sich dadurch, dass die beiden Aminosäuren die Kollagenproduktion anregen.

Lysin sorgt für Stabilität

Lysin kann der Körper nicht selbst herstellen; es muss regelmäßig über die Nahrung zugeführt werden und zählt deshalb zu den oben erwähnten essenziellen Aminosäuren. Lysin verleiht dem Kollagen in den Faszien, der Haut, den Knochen, den Knorpeln, den Sehnen und den Bändern die notwendige mechanische Stabilität. Außerdem verbessert es die Quervernetzung der Kollagenfasern. Es erhöht die Beweglichkeit der Muskulatur und steigert unsere Immunfunktion. Zu den lysinreichen Lebensmitteln gehören Eier, Pilze, Nüsse, Fisch, Austern, Garnelen, Rind, Huhn, Quark und Käse.

Prolin – bitte immer mit Vitamin C!

Prolin ist eine der wichtigsten Aminosäuren für das kollagene Bindegewebe und die Faszien. Um eine optimale Wirkung des Prolins zu erzielen, ist eine gleichzeitige ausreichende Vitamin-C-Aufnahme unumgänglich. Kombinieren Sie z. B. Fisch mit Gemüse oder Salat oder träufeln Sie etwas Zitronensaft über den Fisch. In der Fachliteratur gilt die Aminosäure als einer der wichtigsten Bausteine zur Herstellung von Glukose und Kollagen für die Faszien (siehe Literaturempfehlungen S. 156f.). Zu den prolinreichen Lebensmitteln gehören Eier, Huhn, Rind, Kaviar, Lachs, Sonnenblumenkerne, Kalb, Dinkelmehl und Käse.

Kohlenhydrate – für eine gesunde Zellfunktion

Ob Low Carb, Atkins-Diät oder andere Verheißungen, viele Pfunde in nur wenigen Tagen zu verlieren – häufig werden Kohlenhydrate heute als Dickmacher verteufelt oder als Gesundheitsstaatsfeind Nummer eins an den Pranger gestellt. Dabei muss man jedoch genauer differenzieren: Es gibt Kohlenhydrate, die den Faszien und unserem gesamten Körper schaden, und es gibt Kohlenhydrate, die wir für das reibungslose Funktionieren unseres Gehirns, unserer Nerven und auch unseres Bindegewebes unbedingt brauchen. Den kleinsten Kohlenhydratbaustein, die Glukose, brauchen wir z. B. dringend, da er unseren Körper am schnellsten mit Energie versorgt. Generell dienen Kohlenhydrate als Energiequelle, auch für Fresszellen (Makrophagen) und Abwehrzellen (Leukozyten), die im Entzün-

Info
- Fibroblasten sind bewegliche Zellen und Hauptbestandteil des Bindegewebes. Sie produzieren u. a. das Kollagen, das für eine erhöhte Festigkeit im Gewebe sorgt.
- Chondroblasten sind Knorpelzellen, die für einen optimalen Knorpelaufbau wichtig sind.
- Das Wachstumshormon HGH ist ein körpereigenes Eiweiß und wird in der Hirnanhangsdrüse gebildet. Es fördert nicht nur das Längenwachstum des Körpers im Bereich der Knochen und Knorpel, sondern auch das Wachstum des Muskelgewebes sowie verschiedene Stoffwechselvorgänge wie die Blutzuckerbildung, den Fettabbau und den Muskelaufbau. Daher ist HGH auch im Erwachsenenalter unerlässlich für einen gesunden Stoffwechsel.

Kohlenhydrate – für eine gesunde Zellfunktion

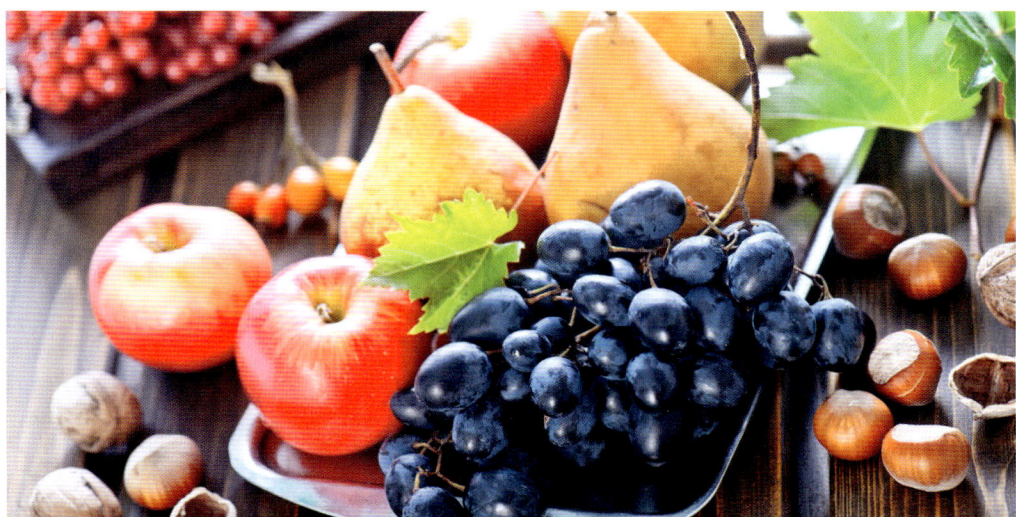

Kohlenhydrate sind für gut funktionierende Zellen, auch für die Zellen des Gehirns, unabdingbar. Am besten nehmen Sie sie in Form von frischem Obst und Gemüse zu sich.

dungsprozess wirksam werden und Krankheitserreger abwehren. Die Aktivität dieser Zellen während der Akut- und Heilungsphase einer Verletzung bereitet das Fasziengewebe auf den einsetzenden Reparaturprozess nach einer Belastung oder Verletzung vor. Gewebezellen wie z. B. Fibroblasten und Chondroblasten (siehe Kasten S. 28) benötigen Kohlenhydrate für den Aufbau bestimmter Körperstrukturen. Kohlenhydrate sind wichtig für die Bildung der Grundsubstanz des Bindegewebes. Es ist absolut unbestritten, dass eine Unterversorgung mit Kohlenhydraten die normale Zellfunktion behindert und die Wundheilung verzögert. Zudem nehmen bei einem zu niedrigen Blutzuckerspiegel auch die Produktion und Freisetzung verschiedener Hormone ab, darunter Insulin und das Wachstumshormon HGH. Darüber hinaus verzögern sich Aufbau und Reparatur des Gewebes. Umgekehrt können sehr hohe Werte von Glukose im Blut – was beim Verzehr von Süßigkeiten und Softdrinks schnell der Fall ist – ebenfalls schädlich sein. Auf längere Sicht wird dann der Glukosestoffwechsel gestört, es kann zu Glukoseintoleranz und Diabetes mit all seinen negativen Folgen kommen.

Hinzu kommt, dass eine sehr kohlenhydratarme Ernährung grundsätzlich einen Verlust von Körperwasser zur Folge hat. Bei Sportlern kann, je nach mechanischer Belastung, die daraus resultierende Dehydrierung der Geschlossenheit bzw. dem Zusammenhalt des Bindegewebes schaden. Wenn man berücksichtigt, dass Faszien einen relativ hohen Wasseranteil benötigen, um unter Stress optimal zu funktionieren, kann ein Wassermangel im Körper Verletzungen und Verklebungen der Faszien begünstigen und einen schnellen Heilungsverlauf sowie die rasche Reparatur der verletzten Faszien behindern.

Kohlenhydrate sind also nicht von Haus aus schädlich. Es ist immer wichtig, was genau und wie viel davon Sie essen. Eine Übersicht über die Kohlenhydrate, die Sie im Rahmen einer ausgewogenen Ernährung in Ihren Speiseplan einbauen sollten, finden Sie im Kapitel »Die richtigen Nahrungsmittel« (siehe S. 49ff.).

Gutes Fett, schlechtes Fett

Auch die Fette haben in den letzten Jahrzehnten ihr – pardon – Fett abbekommen und mussten mit einer ziemlich schlechten Presse kämpfen. Doch auch hier lohnt es sich, genauer hinzusehen und zwischen Fetten, die die Faszienfunktion belasten, und Fetten, die unsere Faszien für einen optimalen Aufbau und einen reibungslosen Ablauf benötigen, zu unterscheiden. In einem haben die Medien allerdings recht: Wir nehmen grundsätzlich zu viel Fett zu uns. Fett sollte nicht mehr als 20 bis 30 Prozent des täglichen Gesamtkalorienbedarfs decken, auch um Übergewicht zu vermeiden. Und es sollten die »richtigen« Fette sein, die die ideale Funktion der Faszien und des Körpers, einen aktiven Stoffwechsel und eine schnellere Regeneration gewährleisten. Diese Fette enthalten in erster Linie ungesättigte Fettsäuren, etwa die Fettsäuren Omega 9 und Omega 3.

Omega 9 – eine einfach ungesättigte Fettsäure

Einfach ungesättigte Fettsäuren, deren häufigster Vertreter die Ölsäure ist, sind in Oliven-, Raps- und Erdnussöl, in bestimmten Nüssen und Samen sowie in

Avocados enthalten. Die mediterrane Küche verwendet traditionell viel Olivenöl. Studien zufolge wirken Omega-9-Fettsäuren, die in Olivenöl vorkommen, entzündungshemmend (siehe Quellen S. 153). Zudem kann die Omega-9-Fettsäure den LDL-Cholesterinspiegel senken.

Die im Olivenöl enthaltene Substanz Oleocanthal wirkt nicht nur entzündungshemmend, sondern auch antioxidativ (siehe Kasten S. 35); der Wirkstoff wurde erstmals dort entdeckt. Die höchsten Oleocanthal-Konzentrationen finden sich in den stark aromatischen Olivenölen vor allem aus der Toskana und aus anderen Regionen, in denen dieselben Olivensorten wie in der Toskana angebaut werden. Ein qualitativ gutes Olivenöl erkennen Sie an der Bezeichnung »Natives Olivenöl extra vergine, kalt gepresst« – hierfür darf die Temperatur bei der Herstellung nicht über 27 °C betragen, und der Säuregrad des Öls muss unter 0,8 Prozent pro 100 Milliliter Öl liegen. Dies wird nur durch die Verarbeitung frischer Oliven erreicht.

Erstaunlich ist auch, dass die Aufnahme von 50 Milliliter – das entspricht etwa 3,5 Esslöffel – Olivenöl die gleiche schmerzsenkende Wirkung wie 200 Milligramm Ibuprofen hat, dafür aber keine medikamentenbedingten Nebenwirkungen. Wenn das kalorienreiche Olivenöl – 50 Milliliter Olivenöl liefern etwa 400 Kilokalorien – ernährungstherapeutisch zur Entzündungshemmung eingesetzt wird, sollte allerdings darauf geachtet werden, andere Fettträger in der Nahrung zu reduzieren, damit kein Übergewicht entsteht (siehe Quellen S. 153).

Omega 3 – eine mehrfach ungesättigte Fettsäure

Omega-3-Fettsäuren sind essenzielle Fettsäuren, die regelmäßig mit der Nahrung aufgenommen werden müssen, um für den menschlichen Körper für verschiedene Stoffwechselvorgänge und zur Faszienreparatur bereitzustehen. Sie erhöhen die Kollagenproduktion, wirken entzündungshemmend (siehe Quellen S. 153) und verbessern die Stoffwechselfunktion.

Bei den Omega-3-Fettsäuren gibt es zahlreiche Arten, wobei die Alpha-Linolensäure aus pflanzlichen Bestandteilen (Leinöl, Hanföl, Nussöl), die Eicosapentaensäure (EPA) aus pflanzlichen Bestandteilen (Algen) und aus Fisch und die Docosahexaensäure (DHA) ebenfalls aus pflanzlichen Bestandteilen (Algen) und aus Fisch die bekanntesten Vertreter sind. Diese wurden hinsichtlich unserer Ernährung am meisten erforscht.

- Ein Teil, rund 15 bis 20 Prozent, der Alpha-Linolensäure wird im Körper zu DHA und EPA umgewandelt. Zusätzlich spielt sie eine wichtige Rolle bei der Reduzierung von entzündlichen Prozessen.
- Die DHA ist einer der wichtigsten Bestandteile der Körperzellmembran. Sie kann den Blutdruck sowie die Herzfrequenz senken und führt dadurch zu einer schnelleren Regeneration.
- Die EPA wird sowohl für die Funktionen des Stoffwechsels als auch für ein stabiles Immunsystem und die optimale Blutgerinnung benötigt.

Für einen funktionierenden Stoffwechsel ist es notwendig, die richtige Menge der lebensnotwendigen pflanzlichen und vor allem der tierischen Omega-3-Fettsäuren aufzunehmen. Sollten Sie aufgrund des Geschmacks oder einer veganen Ernährungsweise keinen Fisch verzehren, greifen sie auf Fischölkapseln oder Algen zurück. Alternativ kann auch Krillöl eingesetzt werden. Einer Studie zufolge (siehe Quellen S. 153) konnte die Aufnahme von 300 Milligramm Krillöl pro Tag Entzündungen innerhalb von 7 bis 14 Tagen deutlich eindämmen.

Bitte beachten Sie, dass es mindestens drei bis sechs Monate dauert, bis die Zellen genügend Omega-3-Fettsäuren eingelagert haben, damit diese dann die Gewebshormone im Körper regulieren. Zuerst müssen die anderen Fette, z. B. gesättigte Fettsäuren, Transfette oder Omega-6-Fettsäuren (siehe S. 83ff.), die

Achtung!

Sollten Sie sich einer Operation unterziehen müssen, besprechen Sie die Einnahme von Fischölkapseln bitte mit Ihrem Arzt. In einer bestimmten Dosierung kann Fischöl als Nahrungsergänzungsmittel die Blutgerinnung hemmen, was vor einem chirurgischen Eingriff besondere Kontrolluntersuchungen notwendig macht (siehe Quellen S. 153).

teilweise in den Zellen eingelagert sind, ausgeschwemmt werden, damit diese nicht mehr aktiv zur Produktion schädlicher Gewebshormone herangezogen werden. Eine langfristige Umstellung auf »gesunde Fette« hat also gleich mehrere entscheidende Vorteile: Sie schenkt unserem Körper nicht nur Schönheit und Gesundheit, sie sorgt auch für einen gut funktionierenden Stoffwechsel, eine schnellere Regeneration und eine optimale Funktion der Faszien.

Sekundäre Pflanzenstoffe, Antioxidanzien & Co.

Unter dem Sammelbegriff der sekundären Pflanzenstoffe werden mehrere Substanzen sehr unterschiedlicher Struktur zusammengefasst. Laut heutigem Stand sind etwa 100 000 verschiedene Pflanzenstoffe bekannt, wobei 5000 bis 10 000 davon in unserer Nahrung vorkommen (siehe Literaturempfehlungen S. 156f.), vor allem in Obst und Gemüse, in Nüssen und Samen sowie in Kräutern und Gewürzen.

Mit sekundären Pflanzenstoffen – insbesondere durch deren bitteren Geschmack – schützen sich die Pflanzen vor Fressfeinden und mikrobiellen Angriffen, zudem wirken sie als Wachstumsregulator. Darüber hinaus haben sie Einfluss auf eine Vielzahl von Stoffwechselprozessen. Sekundäre Pflanzenstoffe sind aufgrund ihrer entzündungshemmenden und antibakteriellen Wirkungen für eine optimale Faszienfunktion und für einen reibungslosen Ablauf im Gewebe absolut notwendig. Näher erforscht sind derzeit z. B. die Karotinoide, das Beta-Karotin, Lutein und Lycopin sowie Polyphenole und Flavonoide.

Spezielle Empfehlungen für die Aufnahme einzelner Wirkstoffe, beispielsweise über Nahrungsergänzungsmittel, können nicht gegeben werden, da die Stoffe nur in Form von Lebensmitteln wirksam sind. Auch hier heißt es also wieder: Genießen Sie den Reichtum, den die Natur uns schenkt, statt auf Chemie aus dem Labor zu vertrauen. Welche sekundären Pflanzenstoffe und andere Wirkstoffe sowie Antioxidanzien es sind, die unsere Faszien optimal versorgen, erfahren Sie im Folgenden.

Allicin

Der in Zwiebeln und Knoblauch vorkommende Wirkstoff Alliin wird durch die Zerstörung der Zellwände beim Schneiden oder Pressen des Gemüses und die anschließende Reaktion mit Sauerstoff zu Allicin umgewandelt. Allicin hat in erster Linie eine antibakterielle Wirkung auf den Körper und die Faszien. Lassen Sie Zwiebeln und Knoblauch deshalb nach dem Schneiden immer erst fünf bis zehn Minuten offen stehen, bevor Sie das Gemüse weiterverarbeiten, damit der Sauerstoff reagieren kann.

Capsaicin

Capsaicin kommt in verschiedenen Paprikaarten (Paprika, Chili, Peperoncini) und in schwarzem, weißem, grünem und rosa Pfeffer sowie in Cayennepfeffer und Chilipfeffer natürlich vor und hat eine durchblutungssteigernde, gefäßerweiternde und schmerzlindernde Wirkung. Dies funktioniert durch die Bindung des Capsaicins an die Schmerzrezeptoren, wodurch die Schmerzen deaktiviert werden. Wir fühlen keinen Schmerz mehr, dadurch wird die Entzündung heruntergeruliert. Dies kann z. B. anhand der in der Praxis eingesetzten Wärmepflaster beobachtet werden: Hier wirkt Capsaicin als Wärmeverstärker, der beispielsweise hinsichtlich der Mobilität im Rücken- oder Nackenbereich in einer Akutphase zu einer deutlichen Verbesserung führen kann.

Curcumin

Curcumin ist in vielen intensiv gelb-orangefarbenen Gewürzen wie Kurkuma oder Safran enthalten und uns vor allem durch Currymischungen bekannt. Es hat antioxidative, antikanzerogene (krebshemmende) und entzündungshemmende Wirkungen auf das Gewebe und den gesamten Körper und hilft bei der Aktivierung der körpereigenen Kollagensynthese. Zahlreiche Studien in den letzten Jahren haben gezeigt, dass Curcumin ebenso wirksam gegen Entzündungen im Körper vorgeht wie manch einschlägiges Medikament, allerdings ohne dessen schädliche Nebenwirkungen. Curcumin ist öllöslich. Verbinden Sie es immer mit etwas frisch gepresstem Leinöl, bis es vollständig im Öl gelöst ist.

Die Kombination mit Capsaicin (siehe S. 34) erhöht die Wirkung von Curcumin im Körper deutlich. Fügen Sie Gerichten mit Kurkuma, Curry oder Safran deshalb immer auch etwas Pfeffer hinzu. Wie wäre es beispielsweise mit einem köstlichen Kurkuma-Smoothie (siehe S. 141)?

MSM (Methylsulfonylmethan)

Bei Methylsulfonylmethan handelt es sich um eine chemische Verbindung, die neben Kohlenstoff, Wasserstoff und Sauerstoff auch Schwefel (Sulfur) enthält. Sie kommt in vielen tierischen und pflanzlichen Organismen vor und ist damit auch Bestandteil unserer Ernährung sowie des menschlichen Bindegewebes. Es gilt als einer der Schwefellieferanten des Körpers. Schwefel wird zum Aufbau von Proteinen benötigt. MSM hat weitreichende entzündungshemmende und schmerzstillende Eigenschaften. Es ist essenziell für das Immunsystem und kann helfen, allergische Symptome zu lindern. Besonders viel Methylsulfonylmethan befindet

Helfer im Kampf gegen freie Radikale

Sicherlich haben Sie die Begriffe »Antioxidanzien«, »freie Radikale« und »oxidativer Stress« schon einmal gehört. Unter freien Radikalen versteht man Sauerstoffverbindungen mit einem freien, reaktionsfreudigen Elektron, die den Körper schädigen können, wenn sie in großer Zahl auftreten – etwa infolge von Stress, Umwelteinflüssen, UV-Strahlung oder Nikotingenuss. Die Folgen sind nicht nur vorzeitiges Altern, sondern auch Arteriosklerose, Herz-Kreislauf-Erkrankungen und Arthritis. Darüber hinaus kann dieser oxidative Stress auch unsere Zellen und die Faszien schädigen.
Doch nun die gute Nachricht: Es gibt auch Stoffe, die diesen freien Radikalen entgegenwirken, sogenannte Radikalefänger oder Antioxidanzien, die Oxidationsreaktionen im Körper verhindern können. Zu den Stoffen mit antioxidativer Wirkung zählen u. a. Selen, Zink, Kupfer und Mangan, die Vitamine A, C und E sowie Flavonoide und sekundäre Pflanzenstoffe. Wer sich ausgewogen und abwechslungsreich ernährt, nimmt diese Wirkstoffe in ausreichender Menge automatisch mit der Nahrung auf.

sich in Tomaten, Brokkoli, Blumenkohl, Spargel, Zwiebeln, Lauch, Schalotten, Schnittlauch, Knoblauch, Avocado, Ei, Nüssen und verschiedenen Teesorten.

Katechine

Diese Wirkstoffe sind Polyphenole aus der Gruppe der Flavonoide, die als sekundäre Pflanzenstoffe z. B. in den Blättern des grünen Tees vorkommen. Bei den Katechinen handelt es sich um ein Antioxidans, das eine starke antibakterielle und antivirale Wirkung aufweist. Katechine sind wasser- und fettlöslich, daher können sie viele Barrieren im Körper überwinden und sogar die Hirnfunktionen beeinflussen. Sie schützen die Zellwände der Arterien und senken die Bildung arteriosklerotischer Ablagerungen (Plaques). Sie können bei allergischen Reaktionen die Freisetzung von Histamin hemmen und dadurch eine Entzündungsreaktion reduzieren. Lebensmittel, die wie gefilterter Apfelsaft durch Press- und Filtervor-

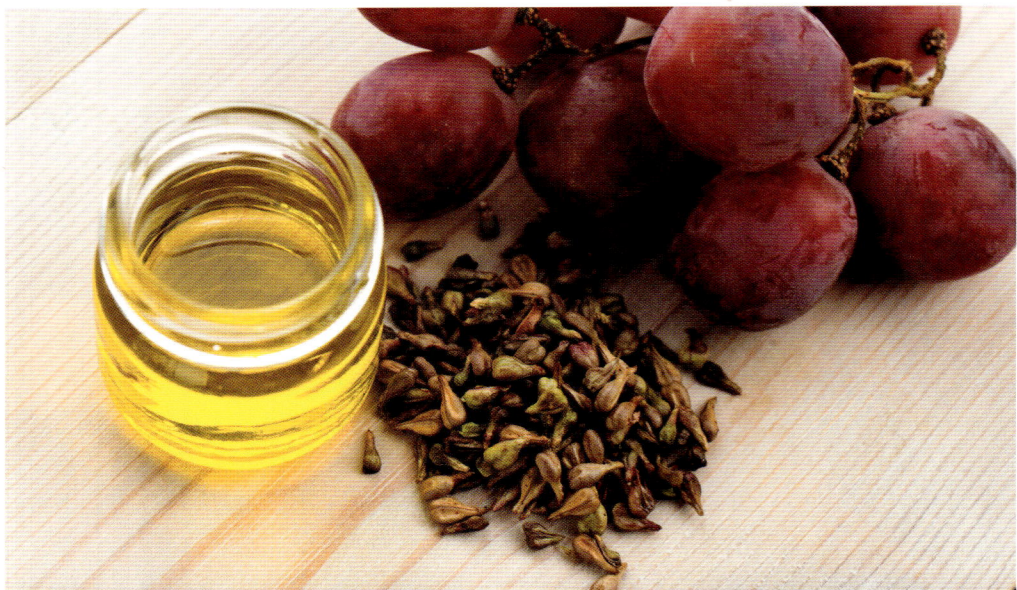

Frische Trauben und Traubenkernextrakte enthalten viel OPC. Die Flavonole schützen unsere Körperzellen und verbessern die Durchblutung der Gefäße und der Faszien.

gänge hergestellt wurden, weisen kaum noch Katechinmengen auf. Besonders viele Katechine befinden sich dagegen in grünem Tee, frischem Obst, dunkler Schokolade, Traubensaft und Rotwein. Aufgrund des Alkohol- und Kaloriengehalts sollte Wein jedoch nur in Maßen genossen werden.

OPC (oligomere Proanthocyanidine)

OPC sind ein in verschiedenen Pflanzen natürlich vorkommender Stoff, der zur Gruppe der Flavanole gehört. Sie verringern Gewebeschäden, verbessern die Blutzirkulation und reduzieren Entzündungen. Zusätzlich verstärken OPC die positive Wirkung der Vitamine A, C und E. OPC, wie viele andere sekundäre Pflanzenstoffe, dienen den Pflanzen hauptsächlich zum Schutz vor UV-Strahlung sowie vor ungünstigen klimatischen Bedingungen. An der Rebe sind Trauben häufig stark fäulnisanfällig, weshalb diese Früchte besonders viel OPC enthalten. Verzehren wir viele Trauben, kommt das wiederum unseren Körperzellen zugute: Laut einer Studie (siehe Quellen S. 153) kann die Einnahme von Traubenkernextrakten die Durchblutung der Gefäße und des (Faszien-)Gewebes verbessern und gleichzeitig den Blutdruck senken. Abgesehen von Traubenkernen und den Schalen roter Trauben befinden sich besonders viele OPC auch in Kokosnüssen, in Ginkgoblättern, in Äpfeln und in Rotwein. Grundsätzlich kommen OPC verstärkt in Kernen und Kerngehäusen sowie in Schalen vor.

Silizium (Kieselsäure)

Silizium ist für die Bildung und Aufrechterhaltung von Knochen und Knorpeln verantwortlich, da es die Osteoblasten (knochenbildende Zellen) zur Kollagenproduktion anregt. Der wichtigste Baustoff für stabile Knorpelstrukturen ist somit die natürliche Kieselsäure. Diese liefert den Baustein Silizium. Bei einer guten Versorgung mit Silizium produziert der Knorpel mehr kollagene Fasern und mehr Knorpelgrundsubstanz. Außerdem verleiht Silizium den Faszien ihre mechanischen Eigenschaften. Studien zufolge konnte nachgewiesen werden, dass Silizium den Alterungsprozess verlangsamt, da es hilft, Wasser in der Haut zu binden, und uns so strahlender und jünger aussehen lässt. Zu den siliziumreichen Lebensmitteln gehören Brennnesseln, Süßkartoffeln, Bambus, Ackerschachtelhalm, Petersilie, Löwenzahn, Blumenkohl, Erdbeeren, Spinat, Lauch, Trauben, Paprika, Birnen und Kieselerde. Wie wäre es z. B. mit einem Silizium-Powertee (siehe S. 135)?

Auch das tut Ihren Faszien gut

Für die Versorgung der Faszien werden in der Fachliteratur des Weiteren Chondroitinsulfat und Glucosamin empfohlen. Diese Stoffe können wir jedoch nur schwer und nur über einige wenige Lebensmittel aufnehmen, weshalb ich an dieser Stelle ausnahmsweise einmal vorsichtig zu Nahrungsergänzungsmitteln rate. Größere Studien zur Wirksamkeit dieser Nahrungsergänzungsmittel liegen derzeit noch nicht vor. Ich möchte Ihnen im Folgenden dennoch einen kleinen Überblick über Chondroitinsulfat und Glucosamin geben.

Chondroitin

Chondroitin ist ein wichtiger Bestandteil des Knorpelgewebes. Es verbessert die Beweglichkeit der Gelenke und verlangsamt den Verlust der Knorpelsubstanz. Zusätzlich trägt es zur Stabilität und Widerstandskraft unserer Knorpel bei Kom-

> **Neu entdeckt, was unsere Oma schon wusste**
> In den USA ist sie derzeit der Hit: die Bone Broth, wörtlich übersetzt »Knochenbrühe«, hierzulande eher Hühner- oder Rindfleischbrühe genannt. In der Suppe werden die Knochen von Hühnern oder Rindern mitgekocht. Dadurch enthält die Einlage Inhaltsstoffe des Knochenmarks. Zusätzlich kann die Hühner- bzw. Rindfleischbrühe mit Kurkuma und Ingwer angereichert werden, was den Effekt für die Faszien deutlich erhöht. Wird vor dem Servieren noch etwas frische Petersilie und Schnittlauch über die Brühe gegeben, wird die Wirkung des Mineralstoffs Zink in der Brühe deutlich verbessert. Das Rezept dazu finden Sie auf Seite 112.

pression (Druck) bei (siehe Quellen S. 153f.). Der Verlust von Chondroitin aus den Knorpeln ist eine der häufigsten Ursachen für Arthrose. Chondroitin reguliert das Wachstum und die Entwicklung des Nervensystems sowie auch dessen Reaktion auf eine Verletzung. Da Nahrungsergänzungsmittel mit Chondroitin größtenteils aus dem Knorpelgewebe von Tieren gewonnen werden, sind sie für Vegetarier und vegan lebende Menschen nicht geeignet. Nicht-Vegetarier und -Veganer können Chondroitin statt als Nahrungsergänzungsmittel auch über Hühner- oder Rinderbrühe aufnehmen. Die Brühen enthalten zudem große Mengen an Zink, das die Wundheilung fördert und die Abwehrkräfte stärkt.

Glucosamin

Glucosamin ist ein Aminozucker, der im menschlichen Körper natürlich vorkommt. Er ist Bestandteil des Bindegewebes, des Knorpels und der Gelenkflüssigkeit. Glucosamin ist für unseren Körper besonders wichtig, da es beim Aufbau und der Versorgung der Knorpel, der Gelenkkapseln, der Sehnen und zahlreicher weiterer Bindegewebsstrukturen verwendet wird. Es kommt natürlich in Muttermilch, in Krabbenschalen (Grünlippmuschelextrakte) und vor allem in Hühner- sowie Rinderbrühe vor. Der zusätzliche Vorteil dieser Brühen ist, dass sie außerdem einen hohen Zinkgehalt aufweisen.

Vitamine, Mineralstoffe und Spurenelemente

Vitamine, Mineralstoffe und Spurenelemente erfüllen sehr wichtige Aufgaben im Körper. Wie viel wir davon täglich brauchen, ist von Mensch zu Mensch unterschiedlich, dies hängt beispielsweise auch von der Körpergröße ab. Deshalb gibt es für die Tagesdosis der verschiedenen Nährstoffe keinen internationalen Standard, es gelten weltweit verschiedene Richtwerte, meist Durchschnittswerte. Vitamine können bis zu einem gewissen Grad im Körper gespeichert werden – Vitamin C beispielsweise ein bis zwei Wochen, Vitamin B12 sogar einige Jahre. Wenn Sie die empfohlene Tagesdosis einmal kurzfristig unterschreiten, schadet das Ihrer Gesundheit nicht, da in unseren Körper ein Sicherheitspolster eingebaut ist. Nichtsdestotrotz sollten Vitamine, Mineralien und Spurenelemente dem Körper regelmäßig in ausreichender Menge zur Verfügung gestellt werden. Ich habe mich im Folgenden auf die Mineralstoffe, Spurenelemente und Vitamine konzentriert, die einen ganz besonderen Stellenwert für den Aufbau und die Regeneration der Faszien haben. Eine regelmäßige Aufnahme der folgenden Vitamine ist für gesunde Faszien sinnvoll.

Vitamin A

Vitamin A, auch als Retinol oder in seiner Vorstufe Beta-Karotin bekannt, ist eines der wichtigsten Vitamine für den Aufbau der Haut und der Schleimhaut. Als Antioxidans geht es gegen freie Radikale vor (siehe S. 35) und schützt uns somit beispielsweise vor der vorzeitigen Hautalterung.

Für die effektive Aufnahme und Verarbeitung des Provitamins Beta-Karotin sind Fette, einige Mineralstoffe, Gallensalze und Vitamin E nötig. Vitamin A ist in der Lage, das Wachstum verschiedener Zellen zu hemmen oder zu fördern, und damit unerlässlich für eine gesunde Entwicklung von Haut, Haaren, Augen, Schleimhäuten, Lymphgefäßen, Geschlechtszellen, Knochen und Zähnen (siehe Literaturempfehlungen S. 156f.).

Bitte beachten Sie, dass es bei der Aufnahme der Vitamine A, D, E und K über Nahrungsergänzungsmittel zu Problemen kommen kann, da diese Vitamine im Körper gespeichert werden und bei einem Überangebot toxisch wirken. Bevorzugen Sie aus diesem Grund immer die Aufnahme über natürliche Lebensmittel wie z. B. Karotten, Tomaten, Paprika, Brokkoli, Honigmelone, Grünkohl, Spinat, Feldsalat, Chicorée, Thunfisch, Aal, Palmöl, Lebertran und Leberpastete.

Vitamin C

Das optimale Funktionieren von Vitamin C (Ascorbinsäure) steht in einer engen Wechselwirkung mit den Vitaminen A und E – alle drei Vitamine sollten dem Körper demnach in ausreichender Menge zugeführt werden. Eine der wichtigsten biochemischen Funktionen der Ascorbinsäure ist die Unterstützung des Körpers

> **Tipp**
> Sie können alle Fliegen bzw. die hier genannten Vitamine mit einer Klappe schlagen, indem Sie sich einen leckeren Feldsalat mit Nüssen und Leinöl zubereiten, eine wahre Vitamin-A-C-D-E-Bombe (Rezept siehe S. 107).

beim Aufbau von Kollagen. Darüber hinaus ist Vitamin C für die Wundheilung, die Narbenbildung und das Wachstum – etwa die Neubildung von Knochen, Knorpeln und Zähnen – unerlässlich (siehe Literaturempfehlungen S. 156f.). Zudem ist Vitamin C wichtig für das Immunsystem, für die Eisenaufnahme und für die Aktivierung des Fettstoffwechsels. Das Vitamin ist hitze-, sauerstoff- und lichtempfindlich sowie wasserlöslich. Gute natürliche Vitamin-C-Quellen sind u. a. Acerolakirschen, Guaven, schwarze Johannisbeeren, Petersilie, Grünkohl, Brokkoli, Paprika und Kiwis.

Vitamin D

Vitamin D sorgt bei Kindern und Jugendlichen für einen gesunden Skelettaufbau und bei Erwachsenen für den Erhalt der Knochen und eine verbesserte Kalziumaufnahme im Darm. Es trägt zur normalen Funktion des Immunsystems und zu einer gesunden Entzündungsreaktion bei. Zudem erleichtert Vitamin D die Phosphoraufnahme im Darm und fördert damit die Mineralisierung von Knochen und Zähnen. Schließlich hilft es auch bei der Aufnahme von Vitamin A.
Grundsätzlich kann unser Körper Vitamin D selbst herstellen, und zwar über die UV-Strahlung, die auf unsere Haut trifft. Mit zunehmendem Alter lässt die Eigenproduktion von Vitamin D jedoch nach. Aus diesem Grund herrscht gerade bei älteren Menschen eine Unterversorgung mit diesem Nährstoff. Die Folge können eine schwache Muskulatur, schwache Knorpel- und Knochenstrukturen und vermehrt entzündliche Erkrankungen sein.
Zusätzlich können wir Vitamin D aber auch über die Nahrung aufnehmen: Vor allem Fisch, Ei und Pilze liefern dem Körper das Vitamin in nennenswerten Men-

gen. In den Wintermonaten sollte der Verzehr Vitamin-D-haltiger Lebensmittel erhöht werden, da in dieser Zeit nur jene UVA-Strahlen die Haut erreichen, die in der Folge weniger Vitamin D produzieren. Unterstützen Sie die Vitamin-D-Produktion eventuell durch Besuche im Solarium – die Geräte geben die Vitamin-D-bildenden UVB-Strahlen ab, die bei einer Bestrahlungszeit von acht Minuten (ein- bis zweimal im Monat) nicht schädlich sind. Gute Vitamin-D-Quellen – neben Spaziergängen in der Sonne in Frühjahr, Sommer und Herbst, wobei Sie Ihre Haut natürlich dennoch mit einer Sonnencreme schützen sollten – sind Fisch (Hering, Lachs, Sardine, Thunfisch), Pilze und Eier.

Vitamin E

Vitamin E stärkt die Zellmembran, was unsere Haut geschmeidig macht und die Narbenbildung z. B. nach Verbrennungen reduziert. Zudem verzögert es den Alterungsprozess und wirkt antioxidativ. Des Weiteren steigert Vitamin E den Sauerstoffaustausch und verbessert die Blutzirkulation. Bei entzündlichen Prozessen braucht der Körper mehr Vitamin E, allerdings – wie fast immer – nicht in synthetischer, sondern in natürlicher Form. Gute natürliche Vitamin-E-Quellen sind Leinöl, Walnussöl, Haselnussöl, Rapsöl, Nüsse, Spinat, Ei und auch Fisch. Da das Vitamin lichtempfindlich ist, sollten diese Lebensmittel – insbesondere die Öle – möglichst dunkel gelagert werden.

Kalzium

Kalzium ist für den Menschen ein essenzieller, d. h. lebensnotwendiger Mineralstoff, da er vor allem für einen reibungslosen Zellstoffwechsel und für die Knochenstabilität verantwortlich ist. Er kommt im Körper in den Knochen, in der Haut, in den Sehnen, in Bändern und Gefäßen sowie im Zahnschmelz vor. Sollte Kalzium nicht ausreichend vorhanden sein, erschlafft z. B. das Bindegewebe, vor allem im Bauch- und Brustbereich – die Faszien verlieren die Elastizität ihrer Fasern. Ein Kalziummangel kann bei Sportlern zu Sportverletzungen führen, da Bänder und Sehnen nicht elastisch genug auf besondere Bewegungsherausforderungen reagieren. Auch die Gelenke sind weniger flexibel.

Ohne ausreichend Vitamin D ist eine bedarfsgerechte Aufnahme von Kalzium im Körper nicht möglich. Auch das Verhältnis von Kalzium und Phosphor muss stimmen; wird wesentlich mehr Phosphor als Kalzium aufgenommen – z. B. durch Softdrinks, Wurst oder Fast-Food-Produkte –, steigt der Phosphorgehalt des Blutes. Der Körper versucht, dieses Missverhältnis auszugleichen, indem er den Knochen Kalzium entzieht. Umgekehrt kann aber auch eine überhöhte Kalziumzufuhr z. B. durch Nahrungsergänzungsmittel mehr Schaden als Nutzen bringen: Sie kann die Aufnahme von Eisen, Zink und Magnesium verhindern und eine Unterversorgung mit diesen Nährstoffen zur Folge haben.

Zu den kalziumreichen Lebensmitteln gehören vor allem Brokkoli, Fenchel, Spinat, Grünkohl, Sesam, Mohn, Mandeln, Rindfleisch, Champignons, gutes Mineralwasser und Oliven. Der empfohlene Tagesbedarf von 1000 Milligramm Kalzium kann z. B. durch den Verzehr von 100 Gramm Grünkohl, 100 Gramm Lauch, 50 Gramm Mandeln und 50 Gramm Sesam im Laufe eines Tages optimal gedeckt werden.

Kupfer

Es hat sich gezeigt, dass Kupfer eine wichtige Rolle bei der Heilung von Weichteilgewebe spielt; so unterstützt dieses Spurenelement in Zusammenarbeit mit

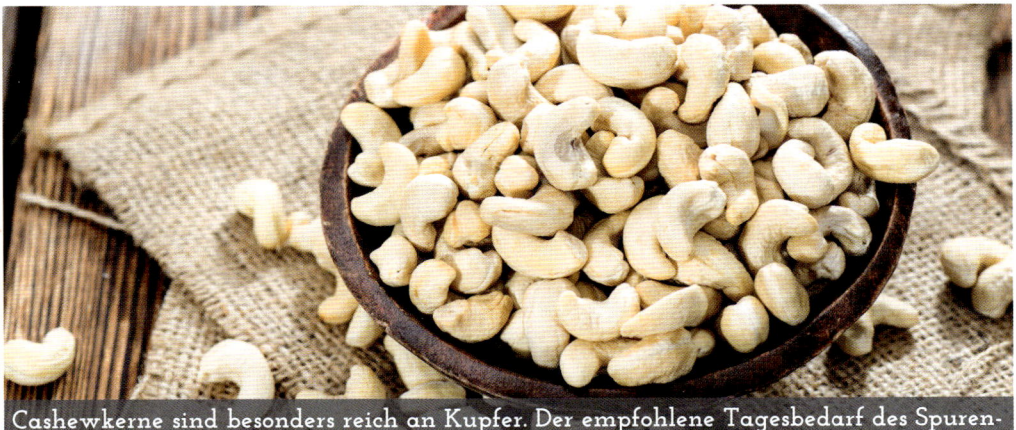

Cashewkerne sind besonders reich an Kupfer. Der empfohlene Tagesbedarf des Spurenelements kann durch den Verzehr von 50 Gramm Cashewkernen gedeckt werden.

Vitamin C z. B. die Kollagenbildung. Die Beteiligung des Kupfers an der Biosynthese von Knochen und Bindegewebe wurde gründlich untersucht, obwohl der Wirkungsmechanismus nur teilweise bekannt ist. Fest steht, dass der Verzehr kupferhaltiger Lebensmittel auch die Knochenheilung fördert und die Quervernetzung von Kollagen und Elastin, ein weiteres Strukturprotein, stärkt. Zu diesen Lebensmitteln gehören u. a. Hagebutten, Fisch (Matjes, Schellfisch), Hummer, Austern, Krabben, Garnelen, Haselnüsse, Cashewkerne, Artischocken, Schwarzwurzeln und Kakao. Der empfohlene Tagesbedarf an Kupfer kann durch 50 Gramm Cashewkerne oder 100 Gramm Garnelen gedeckt werden. Ein ideales Gericht, das dem Körper Kalzium, Vitamin D und Kupfer in ausreichender Menge liefert und auch noch köstlich schmeckt, ist gebratener Grünkohl mit Garnelen und Sesam (Rezept siehe S. 121).

Magnesium

Magnesium ist ebenfalls ein lebenswichtiges Mineral, das vorwiegend in den Knochen und im Bindegewebe vorkommt. Es beeinflusst die Reizübertragung vom Nerv zum Muskel und ist wichtig für den Knochenaufbau und das Nervensystem. Magnesium beeinflusst insgesamt über 300 Enzyme und nimmt auf diesem Weg auch Einfluss auf die Zellregeneration, die Sauerstoffnutzung und die Energiegewinnung des Körpers.

Wer sich ausgewogen ernährt, führt dem Körper in der Regel genügend Magnesium zu. Ein erhöhter Kaffee- oder Alkoholkonsum wirkt sich allerdings negativ auf die Magnesiumbilanz aus – dann sollte die tägliche Ernährung auch mehr Lebensmittel mit Magnesium beinhalten. Entsprechende Nahrungsergänzungsmittel bestehen häufig aus Magnesiumverbindungen anorganischer Natur (Magnesiumoxid oder -chlorid), da diese relativ günstig hergestellt werden können. Allerdings kann der Körper sie auch schlechter resorbieren. Nahrungsergänzungsmittel mit Magnesiumverbindungen organischer Natur – Citrat, Aspartat oder Orotat – sind zwar wirksamer, die beste Resorption erfolgt jedoch über magnesiumreiche Lebensmittel wie grünes Gemüse, Krabben, Garnelen, Fisch, Nüsse, magnesiumhaltiges Mineralwasser, Kürbiskerne, Sonnenblumenkerne,

Sesamsamen, Obst (z. B. Bananen), Leber, Geflügel, Kakao, Mohn oder Süßkartoffeln. Etwas sehr Gutes tun Sie Ihrem Körper, wenn Sie einige Sonnenblumenkerne, etwas Sesam oder Nüsse über den Salat oder das Obst streuen – damit erhält er nicht nur Magnesium, sondern auch B-Vitamine für das Nervensystem und Vitamin C für die Immunabwehr und die Bildung von Kollagen.

Zink

Zink spielt eine gründlich erforschte und gut dokumentierte Rolle bei der Wundheilung. Obwohl Zink im menschlichen Körper nur in einer kleinen Menge vorkommt, findet man es in vielen Geweben einschließlich Knochen, Muskeln, Organen und Haut. Es ist Bestandteil der Ribonukleinsäure und zahlreicher Enzymsysteme, die am Gewebeaufbau und an der Gewebsheilung beteiligt sind. Der positive Einfluss von Zink auf die Reparatur und die Regeneration des Gewebes scheint neuesten Forschungen zufolge sogar noch größer zu sein als bisher angenommen.

Zink zählt zu den Spurenelementen, die für einen funktionierenden Stoffwechsel unverzichtbar sind. Ob Zucker-, Fett- und Eiweißstoffwechsel, Aufbau von Körperzellen, Hormonhaushalt oder Immunsystem – Zink hat gewissermaßen überall seine Finger im Spiel. So stimuliert Zink beispielsweise die Aktivität der T-Helferzellen und der Leukozyten (siehe Literaturempfehlungen S. 156f.).

Gute Quellen für Zink sind Kakao, Mohn, Eigelb, Leinsamen, Austern, Rindfleisch, Nüsse, Kürbiskerne, Sonnenblumenkerne, Pilze, Meeresfrüchte und manche Grünteesorten. Die Kombination mit eiweißhaltigen und Vitamin-C-reichen Lebensmitteln wirkt sich positiv auf die Zinkaufnahme aus. Durch das enthaltene Knochenmark ist eine frische Hühnerbrühe sehr zinkreich und zusammen mit Paprika oder Petersilie das ideale Immunstabilisierungsrezept! Zur optimalen Versorgung mit Magnesium und Zink bietet sich auch ein Bananenbrot an (Rezept siehe S. 103).

Bitte beachten Sie, dass hohe Dosen von Zink in Form von Nahrungsergänzungsmitteln zu Magen-Darm-Problemen führen und eine Behinderung der Eisen- und Kupferaufnahme zur Folge haben können.

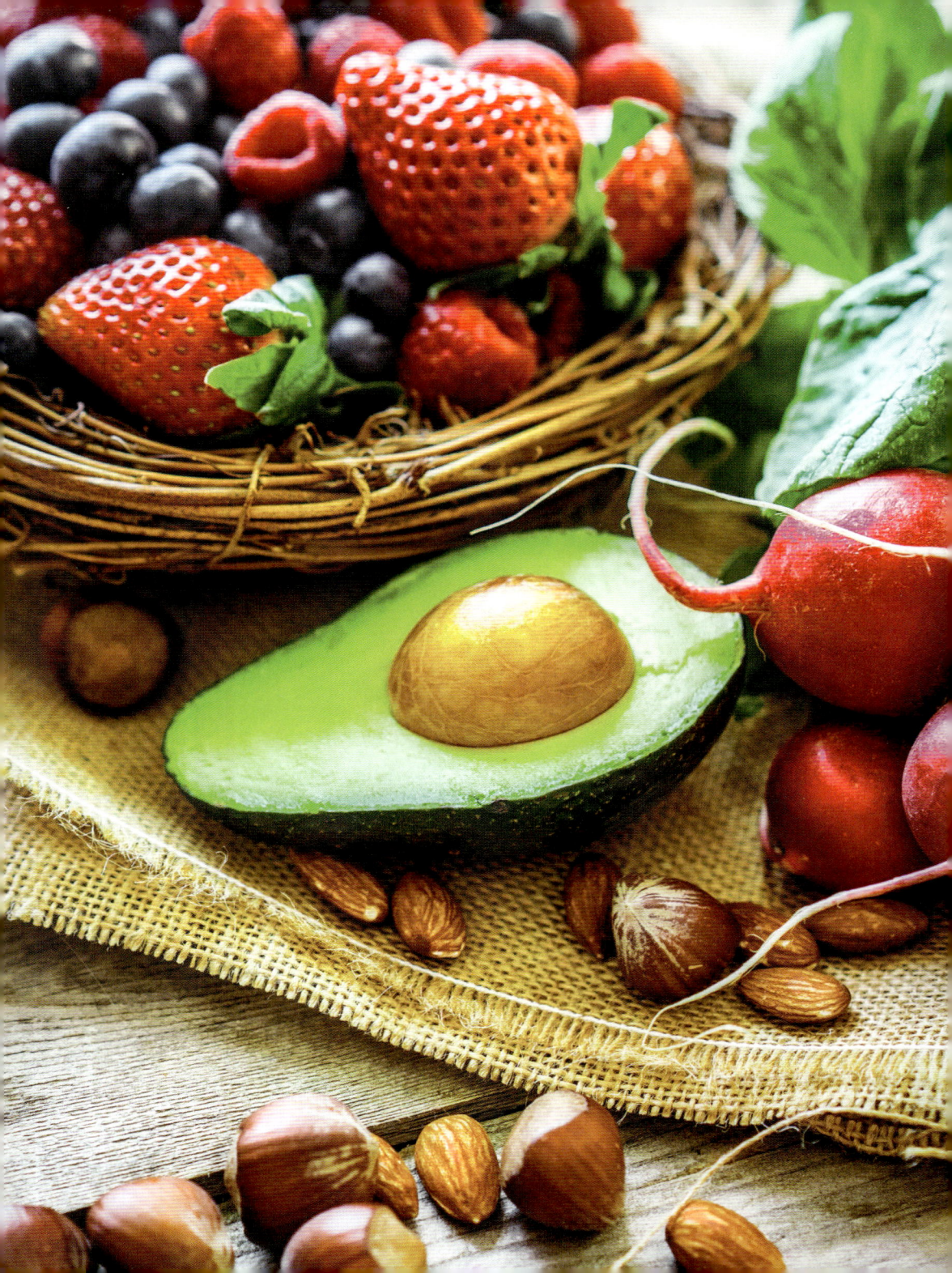

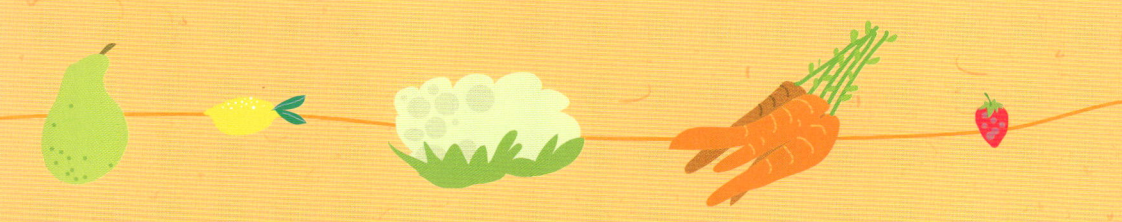

Die richtigen Nahrungsmittel

Um Ihnen die Auswahl der Nahrungsmittel, mit denen Sie Ihre Faszien optimal versorgen können, zu erleichtern, sind in diesem Kapitel die Lebensmittel nach den Grundbausteinen unserer Ernährung – Eiweiß, Fett, Kohlenhydrate – sowie nach Kräutern und Gewürzen zusammengefasst. Darüber hinaus finden Sie Empfehlungen bezüglich geeigneter Getränke und, für Naschkatzen, auch Tipps zu den richtigen Süßungsmitteln.

Powerstoff Eiweiß

Eiweiß ist für den Aufbau von Bindegewebe und Zellen lebensnotwendig. Die folgenden eiweißhaltigen Nahrungsmittel sind für einen reibungslosen Ablauf zahlreicher Körperfunktionen besonders sinnvoll:

- Fleisch: Lamm, Wild, Pute, Hähnchen, Rind, Ente (am besten Biofleisch oder Fleisch aus Freilandhaltung)
- Fisch: Sämtliche Sorten von Fisch (mit wenig Quecksilber und z. B. mit Siegeln wie FOS, Friend of the Sea, oder MSC, Marine Stewardship Council)
- Meeresfrüchte
- Algen
- Eier (am besten Bioeier oder Eier aus Freilandhaltung)
- Mehl: Mandelmehl, Kokosmehl, Leinmehl, Walnussmehl, Traubenkernmehl, Schwarzkümmelmehl
- Nüsse: Alle Nüsse mit Ausnahme der Erdnuss; Erdnüsse gehören zu den Hülsenfrüchten und sollten nur in Maßen genossen werden (siehe S. 90)

Ein optimales Gericht für die Versorgung der Faszien aus Lebensmitteln mit einer hohen biologischen Wertigkeit und einem guten Anteil der vier Aminosäuren Alanin, Lysin, Glutamin und Prolin ist z. B. Rindfleisch mit asiatischem Gemüse und Nüssen (Rezept siehe S. 122).

Das geht runter wie Öl

Nahrungsfette und -öle müssen richtig gelagert werden, sonst können durch chemische Zerfallsprozesse oder durch das Ranzigwerden Abbauprodukte entstehen, die Entzündungen, vorzeitige Alterung und degenerative Zell- und Gewebeveränderungen fördern. Wärme und Licht beschleunigen die Oxidation von Fetten und Ölen; durch Kühlschranklagerung oder Aufbewahrung an einem kühlen, dunklen Ort ohne Kontakt zu Sauerstoff wird das Ranzigwerden dagegen verzögert. Kleine Flaschen Leinöl können beispielsweise auch sehr gut

Nüsse und Chiasamen

Bei Nüssen handelt es sich um ein absolutes Powerfood. Sie haben zwar viele Kalorien, machen aber lange satt und sind sehr gesund. Außerdem können sie gut mit vielen Speisen kombiniert werden. Je nach Nusssorte sind unterschiedliche Nährstoffe, Vitamine und Spurenelemente enthalten, darunter vor allem Folsäure, Vitamin B und Vitamin E, ungesättigte Fettsäuren, hochwertiges pflanzliches Eiweiß, Ballaststoffe, Kalzium, Kalium, Zink, Magnesium, Eisen und Selen. Chiasamen sind besonders reich an Antioxidanzien, Proteinen, Ballaststoffen, den Vitaminen A und B sowie den Mineralstoffen Eisen, Zink, Kalzium und Magnesium. Zudem enthalten sie eine große Menge an Omega-3-Fettsäuren. Das gute Verhältnis von Omega-3- zu Omega-6-Fettsäuren macht Chiasamen so wertvoll.

eingefroren und bei Bedarf einzeln wieder aufgetaut und verwendet werden. Sinnvolle Öl- und Fettträger sind u. a. Avocadoöl, Leinöl, Olivenöl, Albaöl, Kokosöl, Fischöl, Krillöl, Rapsöl, Nussöl, Chiaöl, Hanföl, Ghee, Mandelbutter, Cashewmus und ab und zu Butter aus Weidemilchherstellung sowie Algen und Fisch. Ein ideales Gericht, um Ihre Faszien mit »gutem Fett« zu versorgen, sind z. B. Shrimpsspieße mit Avocado und Melone (Rezept siehe S. 125).

Vermeiden Sie es, Olivenöl zu erhitzen. Die in Olivenöl vorkommende Omega-9-Fettsäure (siehe S. 30f.) wird bei starker Hitze zerstört und somit schädlich für den Körper. Zum Braten oder Andünsten eignet sich Kokosöl oder Albaöl besser.

Kohlenhydrate – am besten in Form von Obst und Gemüse

Durch zahlreiche Studien (siehe Quellen S. 154) wurde belegt, dass eine Ernährung mit reichlich pflanzlichen Nahrungsmitteln wie Obst und Gemüse die Versorgung der Faszien deutlich verbessert, was vor allem den Karotinoiden und Flavonoiden geschuldet ist. Die in der Schale konzentrierten Flavonoide verleihen dem Obst und Gemüse seine kräftigen Farben. Antioxidanzien wie Karotinoide und Vitamin C können möglicherweise die Entwicklung von Gelenkentzündungen aufhalten. Bereits eine relativ geringe Menge an Karotinoiden, wie sie etwa in einem Glas frisch gepresstem Orangensaft enthalten ist, verringert das Risiko für entzündliche Erkrankungen wie die rheumatoide Arthritis, was in einer Studie belegt wurde (siehe Quellen S. 154). Für diejenigen, die Obst und Gemüse nicht gern essen, sind Smoothies (Rezepte siehe S. 139ff.) vielleicht eine Alternative.

Obst – die bunte Vielfalt der Natur

Wer genügend Obst zu sich nimmt, versorgt seinen Körper ausreichend mit Vitaminen und Mineralstoffen. Zusätzlich kann damit auch der Bedarf an Ballaststoffen und sekundären Pflanzenstoffen gedeckt werden. Obst hat einen sehr positiven Einfluss auf die Versorgung der Faszien.

Gojibeeren, Brombeeren, Himbeeren und Heidelbeeren

Die enthaltenen sekundären Pflanzenstoffe Flavone, Quercetin, Allicin und Anthocyane wirken entzündungshemmend. Zusätzlich sind die Rohextrakte aus Heidelbeeren reich an Phenolsäuren und Flavonoiden, die ebenfalls eine entzündungshemmende Wirkung aufweisen und daher die Behandlung entzündlicher Erkrankungen unterstützen können (siehe Quellen S. 154). Die vor allem in Beeren vorkommenden Vitamine A und C sowie Kalium halten die Faszien gesund. Außerdem verfügen sie über zahlreiche Antioxidanzien.

Schwarze Johannisbeeren

Die Beeren enthalten Gammalinolensäure (GLA), die Entzündungen, Gelenkschmerzen und Morgensteifigkeit mindert (siehe Quellen S. 154). Schwarze Johannesbeeren weisen von allen Gartenfrüchten den höchsten Vitamin-C-Gehalt auf und sind reich an Kalium, Kalzium und Pektinen. Sie enthalten auch etwas Eisen. Vom gesundheitlichen Standpunkt aus ist die schwarze Johannisbeere eine der wertvollsten Beerenobstsorten überhaupt.

Bananen

Es gibt mehr als 100 verschiedene Bananensorten: gelbe, weiße, rote, ja sogar pinkfarbene. Seinen Namen verdankt das tropische Obst übrigens seinem besonderen Aussehen. Arabische Händler bezeichneten die Frucht im Mittelalter als Finger – arabisch »banan«. Die Banane ist eine Obstsorte, die sich sehr gut mit zahlreichen anderen Lebensmitteln kombinieren lässt. Sie enthält viel Magnesium und Kalium sowie sekundäre Pflanzenstoffe, die sich vor allem in den Fäden an der Frucht konzentrieren.

Äpfel

»An apple a day keeps the doctor away« – diesen Spruch kennt jeder. »Iss einen Apfel am Tag und du sparst dir den Besuch beim Arzt.« Tatsächlich enthält der Apfel zahlreiche wichtige Vitamine, Mineralstoffe und Spurenelemente wie z. B. Kalium, Vitamin A, Vitamin C, Vitamin E und Eisen. Aufgrund der vielen Fruchtsäuren gilt der Apfel als »Zahnbürste der Natur«. Ein weiterer wichtiger Inhaltsstoff des Apfels ist das Pektin. Dieses wird durch Sauerstoff aktiviert, wenn man den Apfel klein raspelt. Pektin ist ein Ballaststoff, der dem Körper bei der Entgiftung von Schwermetallen hilft und sich auch bei Durchfallerkrankungen als nützlich erwiesen hat: Oft bekommen Kinder bei Durchfall einen geriebenen Apfel zu

Tipp

Natürlich können – und sollten – Sie außer den hier aufgezählten noch weitere Obstsorten verzehren. Einen echten Vitaminkick erhalten Sie beispielsweise durch eine Bananen-Granatapfel-Fruchtcreme mit Gojibeeren oder einen »Granat-Apfel«-Fruchtsalat, gern mit einigen Nüssen garniert (Rezepte siehe S. 128 und 131).

essen. Des Weiteren wirken die im Apfel enthaltenen sekundären Pflanzenstoffe wie z. B. Flavone, Quercetin und Allicin entzündungshemmend.

Granatäpfel

Granatapfelextrakt hemmt die entzündliche Aktivität von Mastzellen, die bei der Abwehr von Krankheitserregern stimuliert wurden. Diese Mastzellen setzen Mediatoren, sogenannte Vermittler, frei, die zur Bindegewebsschädigung beitragen und durch den Abbau von Eiweißsubstanzen eine Rolle bei der Knorpelzerstörung spielen. Somit ergibt sich für Granatapfelextrakt eine mögliche therapeutische Wirkung bei entzündlichen Erkrankungen mit Beteiligung der Mastzellen (siehe Quellen S. 154).

Papayas, Kiwis, Ananas, Orangen und Zitronen

All diese Früchte enthalten entzündungshemmende Flavanone und zahlreiche Enzyme wie z. B. Bromelain. Der wässrige Extrakt aus dem Stamm oder der Frucht der Ananaspflanze enthält verschiedene Enzyme – darunter auch das oben genannte Bromelain – und zeigte in klinischen Studien zur Arthrose neben entzündungshemmenden auch schmerzlindernde Eigenschaften (siehe Quellen S. 154). Zusätzlich wirken die Inhaltsstoffe der Früchte antimikrobiell.

Gemüse – reiche Auswahl

Bei Gemüse handelt es sich um einen Sammelbegriff für essbare Teile wild wachsender oder in Kultur gezüchteter Pflanzen. Dazu gehören die Blätter, Früchte, Knollen, Stängel und Wurzeln ein- oder zweijähriger krautiger Pflanzen, die roh, gekocht oder eingelegt gegessen werden.

Gemüse wird vor allem wegen seines hohen Gehalts an Vitaminen, Mineralstoffen, sekundären Pflanzenstoffen und Ballaststoffen verzehrt. Es ist geschmacksintensiv und kalorienarm. Auch hier herrscht eine unglaubliche Vielfalt; Sie können Gemüse als Beilage oder Hauptgericht zubereiten.

Artischocken

Die Artischocke hat nicht nur als Nahrungsmittel, sondern auch in der Naturheilkunde eine lange Tradition: Schon die alten Ägypter, Griechen und Römer verwendeten sie als Heilpflanze. Vor allem die zahlreichen Bitterstoffe und sekundären Pflanzenstoffe, die in der Artischocke vorkommen, haben einen positiven Einfluss auf die Faszien. Der Nebeneffekt der Verdauungsförderung ist bei einer üppigen Mahlzeit durchaus willkommen.

Auberginen

Die Aubergine ist vor allem aus der chinesischen, türkischen, thailändischen und italienischen Küche bekannt und gewinnt durch ihre Vielseitigkeit und die wertvollen Inhaltsstoffe immer mehr Anhänger. Sie kann nur gekocht verzehrt werden, da im rohen Zustand ein Bitterstoff aktiv ist, das Solanin, das zu Magenproblemen führt. Die Aubergine fördert die Verdauung und hat eine entzündungshemmende Wirkung auf das Gewebe. Einer der wichtigsten Inhaltsstoffe der Aubergine sind die Terpene, sekundäre Pflanzenstoffe mit hochwirksamen entzündungshemmenden Eigenschaften.

Avocados

Mittlerweile ist die Avocado dank ihrer vielen Vitamine und Nährstoffe eine beliebte Zutat in Salaten, Dips oder Cremes. Avocados enthalten spezielle Inhaltsstoffe, die entzündungshemmend wirken und vor Knorpeldegeneration schützen (siehe Quellen S. 154). Da sie sehr fettreich sind, liefern 100 Gramm Avocado rund 200 Kilokalorien. Diese Fette bestehen jedoch hauptsächlich aus den wert-

Tipp
Wie Sie die drei Gemüsesorten Avocados, Auberginen und Artischocken zu einem Gericht vereinen, das Gaumen und Faszien verwöhnt, erfahren Sie auf Seite 124.

vollen Omega-3-Fettsäuren, die gemeinsam mit Vitamin A und Vitamin E eine ideale Versorgung unserer Faszien und eine gute Zellregeneration gewährleisten. Das gilt nicht nur für den Verzehr von Avocados, sondern auch für ihre äußerliche Anwendung: Aus den reifen Avocados wird z. B. Avocadoöl gewonnen, das Bestandteil zahlreicher Hautcremes ist.

Kohl

Brokkoli weist einen hohen Gehalt an Vitamin C auf und ist reich an Kalzium, Magnesium und Beta-Karotin. Das im Brokkoli vorkommende Glucosinolat – die Vorstufe von Senfölen – sowie Quercetin, Allicin und die Flavone besitzen entzündungshemmende Eigenschaften.

Rosenkohl, Grünkohl, Blumenkohl, Weißkohl und Rotkohl sowie Wirsing zählen zu den gesundheitlich wertvollsten heimischen Gemüsesorten überhaupt. Grünkohl beispielsweise weist hohe Mengen an Kalium, Vitamin A und Vitamin C auf – ein echtes Superfood. Auch die sekundären Pflanzenstoffe wie z. B. Indole und Isothiocyanate im Kohl sind aufgrund ihrer entzündungshemmenden Wirkungen von Vorteil.

Wer etwas Gesundes und Herzhaftes naschen möchte, dem empfehle ich Wirsingchips. Die können Sie kaufen oder ganz einfach selbst zubereiten: Wirsing in Blätter teilen, waschen, klein zupfen, auf ein mit Backpapier belegtes Blech legen, mit etwas Öl beträufeln, nach Belieben würzen und im Ofen backen, bis sie knusprig sind.

Buchweizen

Buchweizen ist kein Getreide, wie der Name eigentlich vermuten ließe, sondern ein Vertreter der Knöterichgewächse, zu denen z. B. auch der Rhabarber gehört. Ursprünglich war Buchweizen in Zentral- und Ostasien heimisch. Seit dem Mittelalter ist er in ganz Mitteleuropa als Nutzpflanze zu finden. In Deutschland sind zwei Buchweizenarten bekannt, vor allem der Echte Buchweizen. Der hohe Vitamin- und Mineralstoffgehalt und die wertvollen Eiweiße machen den nussartig schmeckenden Buchweizen zu einem sehr gesunden Nahrungsmittel.

Menschen, die an einer Getreideunverträglichkeit leiden, können Buchweizen bedenkenlos essen, da die Pflanze kein Gluten (bestimmte Proteine) enthält. Buchweizen enthält Flavonoide und weist entzündungshemmende Eigenschaften auf. Er fördert die Durchblutung und wirkt antioxidativ. Probieren Sie doch einmal den Schoko-Bananen-Becher mit Buchweizen (Rezept siehe S. 130)!

Galgant

Galgant ähnelt dem Ingwer nicht nur im Geschmack, er ist auch mit ihm verwandt. Galgant ist jedoch wesentlich milder und besitzt nicht so viel Schärfe, er schmeckt würzig-intensiv mit einer bitter-aromatischen Note. Seit dem frühen Mittelalter ist Galgant auch bei uns bekannt. Hildegard von Bingen bezeichnete ihn als »Gewürz des Lebens« und setzte ihn vielfach ein. Wem der Geschmack von Ingwer zu intensiv ist, der hat mit Galgant eine gute Alternative mit ähnlichen Wirkstoffen (siehe unten).

Ingwer

Ingwer erfreut sich hierzulande immer größerer Beliebtheit – nicht zuletzt, weil er mehr und mehr Einzug in die deutschen Küchen hält. Zahlreiche Studien haben bestätigt, dass durch die Inhaltsstoffe Vitamin C, das gewebsstabilisierend wirkt, und die sekundären Pflanzenstoffe Gingerol, Shogaol, Paradol und Zingeron, die entzündungshemmend wirken, vor allem die Faszien entscheidende Vorteile haben. Im asiatischen Raum wird diese Erkenntnis schon seit Jahrtausenden genutzt. Ingwer und Kurkuma fanden bereits in der Antike bei der erfolgreichen Behandlung von Gelenkentzündungen Anwendung, wie verschiedene Studien belegen (siehe Quellen S. 154f.).

Karotten

Frisches Gemüse wie Karotten hilft, den Körper zu entsäuern, indem es den pH-Wert anhebt. Darüber hinaus versorgt es uns mit Vitamin C, das sehr wichtig für den Kollagenaufbau ist – jenes Proteins, das die Zellen zusammenhält und das Bindegewebe festigt! Vor allem ist der Beta-Karotin-Gehalt in Karotten von Bedeutung: Es ist der höchste unter allen Gemüsearten. Je nach Sorte und Anbaubedingungen liegt er zwischen 5 und 30 Milligramm pro 100 Gramm Karotten. Zusätzlich enthält die Karotte viel Kalium sowie Pektine, die für eine Entgiftung des Körpers und einen besseren Stoffwechsel verantwortlich sind. Wie wäre es einmal mit einer leckeren Karotten-Kokos-Suppe mit Ingwer (Rezept siehe S. 113)?

Knoblauch und Zwiebeln

Knoblauch und Zwiebeln gehören zur Familie der Lauchgewächse. Knoblauch ist hauptsächlich im Mittelmeerraum beheimatet, Zwiebeln werden hingegen fast überall angebaut. Die Knoblauchpflanze entwickelt einen bis zu einem Meter hohen, runden, kahlen Trieb, der an seiner Spitze eine rosa- bis lilafarbene Blüte bildet. Bei einer kühlen und dunklen Lagerung behält der Knoblauch seine wertvollen Inhaltsstoffe lange. Die Zwiebel bevorzugt milden oder sandigen Lehm sowie Böden in sonniger, warmer Lage. Im Knoblauch und in der Zwie-

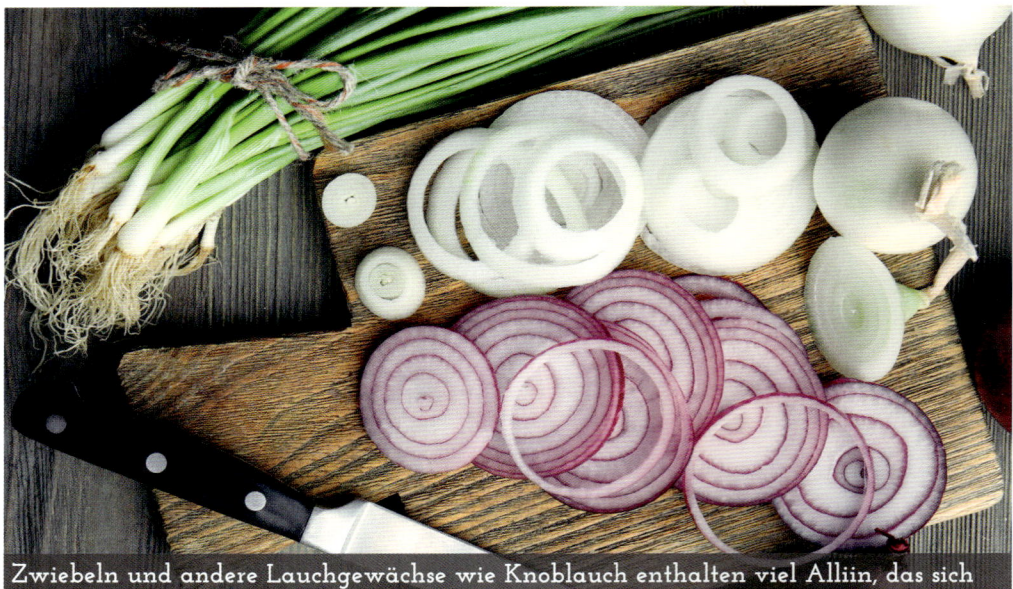

Zwiebeln und andere Lauchgewächse wie Knoblauch enthalten viel Alliin, das sich bei Sauerstoffkontakt in Allicin umwandelt, ein natürliches Antibiotikum.

bel kommt die schwefelhaltige Aminosäure Alliin vor, die bei Kontakt mit Sauerstoff zu dem natürlichen Antibiotikum Allicin aktiviert wird. Zudem enthalten Knoblauch und Zwiebeln zahlreiche sekundäre Pflanzenstoffe (Ajoene, Flavone, Quercetin) sowie Selen, Vitamine und Mineralstoffe, die mit entzündungshemmenden Eigenschaften glänzen.

Knollensellerie

Sellerie ist seit Langem ein geschätztes Heilmittel. Als Gewürz und Heilpflanze hatte Sellerie bei zahlreichen Völkern, etwa bei den Ägyptern, den Griechen und den Römern, sowie im Mittelalter große Bedeutung. Die Blätter der Pflanze wurden sogar auf Münzen geprägt. Knollensellerie enthält Kalzium, Eisen, Kalium, Vitamin A, Vitamin C und Vitamin E sowie eine beachtliche Menge an Polyphenolen, sekundäre Pflanzenstoffe mit ebenfalls stark antioxidativer Wirkung. Extrakte aus dem Staudensellerie können oxidative Schäden im Körpergewebe reparieren (siehe Quellen S. 155).

Kürbis

Der Kürbis ist bei uns eines der beliebtesten Herbstgemüse. Einen reifen Kürbis erkennt man daran, dass er hohl klingt, wenn man gegen seine Schale klopft. Kürbis wird gern zu Suppen und Eintöpfen oder Kürbiskuchen verarbeitet, man kann ihn aber auch gebraten, gedünstet, gekocht oder süßsauer eingelegt servieren. Zu den gängigsten Speisekürbissen gehören neben dem Riesenkürbis auch der Gemüse- und der Gartenkürbis sowie Moschuskürbisse, zu denen wiederum der birnenförmige, hellgelbe Butternusskürbis mit seinem buttrig-nussigen Geschmack zählt. Besonders beliebt ist der orangerote Hokkaidokürbis. Er enthält viel Beta-Karotin und Kalium und ist mit nur 25 Kilokalorien pro 100 Gramm Fruchtfleisch zudem sehr kalorienarm. Ihre Faszien freuen sich schon auf eine köstliche Kürbis-Curry-Suppe mit Vanille (Rezept siehe S. 114)!

Auch die Melone gehört ebenso wie die Zucchini zu den Kürbisgewächsen. Durch ihren hohen Wassergehalt und den erfrischenden Geschmack erfreut sie sich besonders im Sommer großer Beliebtheit. Dabei hat sie nur wenige Kalorien, dafür aber einen hohen Gehalt an Vitamin A, Vitamin C und Citrullin, eine Aminosäure, die in den Nieren in Arginin umgewandelt wird und aus diesem Grund viel zur Versorgung der Faszien beiträgt (siehe auch Aminosäuren, S. 25ff.). Außerdem enthält die Melone – ebenso wie Tomaten – Lycopin, ein wichtiges Antioxidans mit entzündungshemmender Wirkung. Sie können die Melone pur verzehren oder in Bowlen, als Smoothies oder als Fruchtsalat genießen.

Paprika

Paprika hat wenige Kalorien und enthält zahlreiche wichtige Inhaltsstoffe wie Kalium, Magnesium, Zink, Vitamin A und vor allem Vitamin C. Bei roten Paprikaschoten ist der Vitamin-C-Gehalt im Vergleich zu grünen Paprikasorten besonders hoch. Während 100 Gramm grüne Paprika rund 100 Milligramm Vitamin C enthalten, sind es bei einer roten Tomatenpaprika etwa 200 Milligramm. Damit zählt die Paprika zu den Vitamin-C-reichsten Nahrungsmitteln überhaupt. Zudem sind die im Paprika enthaltenen sekundären Pflanzenstoffe wie Capsaicin und Karotinoide als Entzündungshemmer ideal für die optimale Faszienernährung.

Pastinake

Die lange in Vergessenheit geratene Pastinake (»Germanenwurzel«), eine der ältesten europäischen Sammelpflanzen, ist heute wieder sehr beliebt. Das Wurzelgemüse wird ähnlich wie Karotten zubereitet. Die Pastinake enthält viel Vitamin C, Kalium, Zink und Vitamin E. Sie kann roh als Salat oder gedünstet, gekocht, gebraten oder püriert verzehrt werden. In der Regel wird die Pastinake zusammen mit anderen Gemüsearten verarbeitet.

Schwarzwurzel

Die Schwarzwurzel stammt aus Mitteleuropa und war schon bei den Germanen bestens bekannt. Früher wurde die Schwarzwurzel als Arme-Leute-Essen oder auch als »Spargel der Armen« bezeichnet. Das Gemüse enthält Eisen und den Wirkstoff Allantoin, der den Zellaufbau beschleunigt und die Zellbildung sowie die Zellregeneration unterstützt.

> **Tipp**
> Eine unschlagbare Kombination für die Faszien sind Süßkartoffeln mit Pastinaken und Topinambur (Rezept siehe S. 127).

Süßkartoffel

Auch wenn es so klingt: Mit der Kartoffel ist sie nicht verwandt. Die Süßkartoffel zählt zur Familie der Windengewächse. Geschmack und Farbe erinnern eher an die Karotte oder den Kürbis. Das Fruchtfleisch ist gelb bis lachsfarben. Es gibt allerdings auch Sorten, bei denen das Innere weißlich oder rosa bis violett leuchtet. Die Süßkartoffel ist sehr gesund: Sie enthält Beta-Karotin, Kalium, Zink, Kalzium und Vitamin C. Außerdem lassen sich Süßkartoffeln vielseitig zubereiten: Sie können gekocht, gebraten, püriert oder in Folie gebacken werden.

Topinambur

Topinambur ist eine süßliche Alternative zur Kartoffel und schmeckt ganz nach Belieben gebacken, gedünstet, püriert, roh, gekocht, mariniert als Salat, in Saucen und als Püree. Das Wurzelgemüse, eine Sonnenblumenart, ist auch als Erdartischocke bekannt. Es hat einen angenehmen, nussigen Geschmack und enthält den gut verträglichen Ballaststoff Inulin, weshalb Topinambur auch als Kartoffel der Diabetiker bezeichnet wird. Das Gemüse ist kalorienarm und sehr sättigend, es enthält Eisen und zählt zu den kaliumreichsten Gemüsesorten.

Der optimale Füllstoff – Salate und Pilze

Salat ist ein optimaler Füllstoff: vitaminreich, fett- und kalorienarm, mit vielen Ballaststoffen und einem hohen Sättigungspotenzial. Er lässt sich leicht zubereiten und ist mit zahlreichen Nahrungsmitteln wie z. B. Fisch, Fleisch, Ei oder leckeren

Früchten kombinierbar. Salat gibt es in fast unzähligen Varianten; er ist das ganze Jahr über gut erhältlich.

Kopfsalat

Ein frischer Kopfsalat passt als Beilage zu vielen Gerichten. Wer zu Beginn einer Mahlzeit Salat isst, hat weniger Lust, im Anschluss große Portionen zu vertilgen. Aus diesem Grund ist Kopfsalat sehr gut geeignet, das Gewicht zu halten und dadurch die Faszien zu entlasten. Zusätzlich kommen in Kopfsalat reichlich sekundäre Pflanzenstoffe wie Karotinoide, Flavonoide, Phytosterine und Polyphenole vor, die unsere Faszien lieben.

In den Wintermonaten ist es besser, Salatsorten wie Feldsalat, Chicorée oder Radicchio zu wählen, da diese geschmacksintensiver und gesünder sind. Kopfsalat wird im Winter häufig im Gewächshaus angebaut und kann deshalb nicht richtig ausreifen. Er hat meist weniger Geschmack und auch weniger antioxidative Inhaltsstoffe. Zudem findet sich in diesen Salaten eine höhere Menge an Nitraten. Eine Studie aus Italien fand heraus, dass der Verzehr von frischen Salatblättern direkt aus dem Garten eine verbesserte Versorgung mit Vitamin C, Quercetin und Beta-Karotin mit sich bringt. Wenn Sie auf die Schnelle auf verpackten Salat zurückgreifen müssen, achten Sie darauf, dass dieser noch möglichst lange haltbar ist und aus ganzen Blättern besteht, dann ist der Vitaminverlust geringer. Zu klein geschnittenem abgepacktem Salat sollten Sie möglichst nicht greifen: Er enthält kaum Vitamine, kann dafür aber durch Keime belastet sein.

Tipp

Wenn Sie ein Dressing mit Essig über Ihren Salat träufeln, verzögert sich die Aufnahme der Nahrung im Darm. So sind Sie länger satt und nehmen darüber hinaus kleinere Portionen zu sich. Bereiten Sie das Dressing mit Olivenöl, Chili und einem Pfeffer Ihrer Wahl zu, dann freuen sich die Faszien besonders.

Löwenzahn

Wer kennt sie nicht, die Pusteblume aus der Kindheit. Der Löwenzahn ist überall bekannt – leider zu wenig als Heilpflanze, eher als Unkraut. Das muss sich ändern, denn die Pflanze hat zahlreiche positive Wirkungen auf unsere Faszien. Die Bitterstoffe – u. a. Taraxin, Eudesmanolid und Sesquiterpene – im Löwenzahn erhöhen die Produktion von Gallenflüssigkeit und fördern damit die Fettverdauung. Zudem enthält Löwenzahn zahlreiche Flavonoide und viel Kalium sowie Vitamin A, Vitamin C, Vitamin E, Kalzium, Magnesium und Eisen, die ihr Übriges für die Versorgung unserer Faszien tun.

Löwenzahn kann als Ergänzung im Salat, als Gemüse, Suppe, Saft, grüner Smoothie oder Tee vom Organismus sehr gut aufgenommen werden. Durch den Ballaststoff Inulin fördert er eine gesunde Darmflora, durch seine antibakteriellen und entzündungshemmenden Eigenschaften spielt er eine wichtige Rolle bei der Behandlung von Wunden und Infektionen. Sogar äußerlich anwendbar ist der Löwenzahn, etwa bei juckender oder schmerzender Haut sowie bei Insektenstichen: Dafür eine ganze Löwenzahnpflanze waschen, grob zerkleinern, mit etwas Wasser im Mixer zu einem Brei verarbeiten und auf die betroffene Hautstelle auftragen.

Portulak

Hierbei handelt es sich um ein Gemüse, das man auch als Gewürz verwenden kann. In der indianischen Kultur, bei den alten Ägyptern und Babyloniern sowie in der chinesischen Medizin hat Portulak eine lange Tradition als Heilpflanze. Er wird dort zur Behandlung von Infektionen und Entzündungen eingesetzt. Portulak gedeiht weltweit. Dass er nicht nur heilt, sondern auch wunderbar schmeckt, ist leider etwas in Vergessenheit geraten. Die jungen frischen Blätter zeichnen sich durch einen leicht säuerlichen, salzigen und nussartigen Geschmack aus. Portulak ist reich an Vitamin A, C und E, an Omega-3-Fettsäuren sowie an Magnesium, Kalzium, Kalium, Eisen und Zink. Zudem enthält er zahlreiche sekundäre Pflanzenstoffe, die einen ausgesprochen positiven Einfluss auf unser Bindegewebe und die Faszien haben.

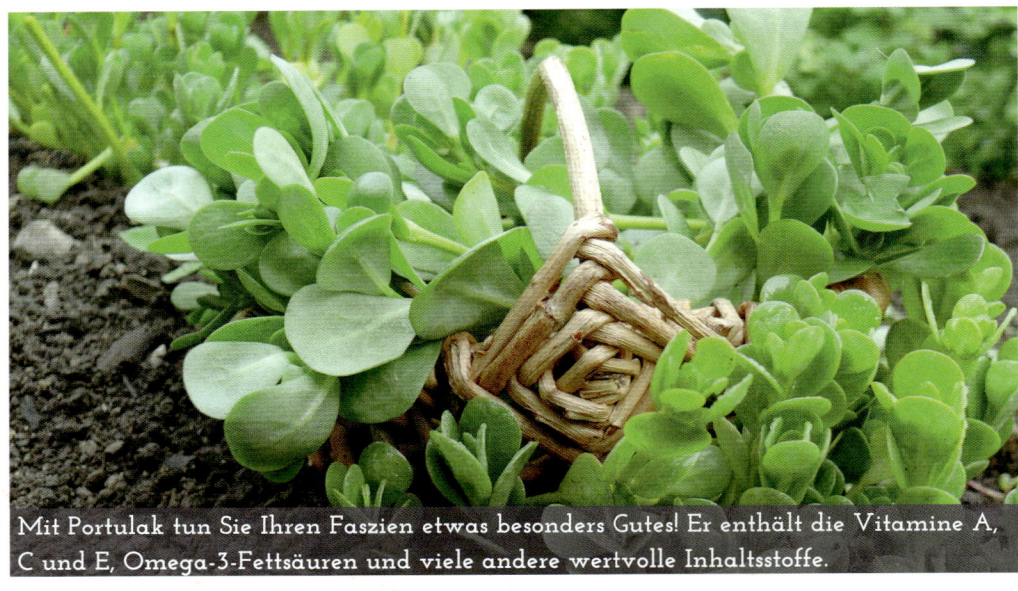
Mit Portulak tun Sie Ihren Faszien etwas besonders Gutes! Er enthält die Vitamine A, C und E, Omega-3-Fettsäuren und viele andere wertvolle Inhaltsstoffe.

Radieschen und Rettich

Rot oder weiß, scharf und gesund – Radieschen und Rettich gelten als Geheimwaffe im Kampf gegen schädliche Pilze und Bakterien, insbesondere im Darmbereich. Die Mitglieder der Familie der Kreuzblütengewächse können vor allem auf die in ihnen enthaltenen Senföle stolz sein: Die hochwirksamen Pflanzenstoffe sorgen nicht nur für den scharfen Geschmack, sondern binden auch noch überschüssiges Fett in der Nahrung und helfen somit dabei, es aus dem Körper zu befördern. Zudem enthalten Radieschen und Rettich viel Vitamin C, das Antioxidans Selen und Eisen. Nebenbei genießen sie den Ruf des Schlankmachers, da auf 100 Gramm nur etwa 14 Kilokalorien kommen.

Salatgurke

Die Salatgurke, ebenfalls ein Kürbisgewächs, besteht zu etwa 97 Prozent aus Wasser und zu drei Prozent aus Zellulose und Inulin. Pro 100 Gramm hat die Gurke nur zwölf Kilokalorien – ideal für Menschen, die abnehmen wollen. Da das

Gemüse kälteempfindlich ist, sollten Sie es nicht im Kühlschrank lagern. Achten Sie außerdem darauf, Gurken separat aufzubewahren, da andere Gemüse- und Obstsorten ihre Reifung beschleunigen können. Dies erfolgt durch die Abgabe von Ethen; zu den Obstsorten, die viel Ethen verströmen, gehören beispielsweise Äpfel, Maracujas, Aprikosen, Birnen, Papayas, Avocados, Pfirsiche und Pflaumen. Wählen Sie wenn möglich Gurken aus biologischem Anbau, die Sie zwar dennoch gründlich waschen, aber nicht schälen sollten, da sich die wichtigsten Inhaltsstoffe in oder direkt unterhalb der Schale befinden. Gurken können roh als Salat, gedünstet als Gemüse oder auch eingelegt verzehrt werden. Sie enthalten B-Vitamine, Vitamin C und Vitamin E sowie etwas Kalzium, Zink, Eisen, Magnesium und Kalium. Ein weiterer Inhaltsstoff ist das Enzym Peptidase, das Proteine spalten hilft. Genießen Sie zu Fleisch oder Fisch einen Gurkensalat, das fördert die Verdauung. Achten Sie bei der Zubereitung darauf, das Gericht erst ganz zum Schluss zu salzen, da Salz Wasser zieht.

Die Gurke ist ein wahrer Wellnessklassiker für Haut und Faszien. Sie entspannt und strafft die Haut. Legen Sie einfach zwei größere Gurkenscheiben für 15 bis 20 Minuten auf die geschlossenen Augen, das versorgt die empfindliche Haut der Augen mit Feuchtigkeit und wirkt angenehm kühlend sowie durch die Inhaltsstoffe verjüngend.

Spinat

Popeye hatte recht: Spinat ist gesund und verleiht Superkräfte – vor allem Ihren Faszien. Spinat sollte am besten roh gegessen werden. Einer schwedischen Studie zufolge steigert der Verzehr von 200 bis 300 Gramm Spinat am Tag die Effektivität der Mitochondrien spürbar, wenn man sich zusätzlich sportlich betätigt. Einer weiteren Studie zufolge kann der Verzehr von Spinat Heißhungerattacken reduzieren und das Abnehmen erleichtern. Dafür bekamen 40 Probandinnen im Rahmen einer Diät entweder Spinat oder ein Placebo. Nach drei Monaten hatte die Spinatgruppe im Durchschnitt 1,5 Kilogramm mehr an Körpergewicht verloren als die Placebogruppe. Des Weiteren wurde bei der Spinatgruppe der Cholesterinspiegel gesenkt.

Spinat kann als Salat, Gemüse, Suppe oder Smoothie genossen werden. Früher war das Gemüse als der Eisenlieferant überhaupt bekannt. Diese Annahme ist heute überholt: Spinat enthält zwar Eisen, aber nicht in der bislang angenommenen Menge. Außerdem verhindert die im Spinat enthaltene Oxalsäure eine optimale Eisenaufnahme. Blanchiert man das Gemüse, verringert sich der Anteil an Oxalsäure um bis zu 50 Prozent; auch der zusätzliche Verzehr von Vitamin-C-haltigen Lebensmitteln sorgt für eine bessere Verwertbarkeit des Eisens. Spinat enthält zudem sehr viel Beta-Karotin, Kalium, Magnesium, Mangan und Ballaststoffe sowie die sekundären Pflanzenstoffe Lutein und Zeaxanthin, die für die Gesundheit der Augen sehr wichtig sind.

Tomaten

Die Tomate stammt ursprünglich aus Südamerika und wurde erst von den Spaniern in Europa eingeführt. Dort bezeichnete man sie als Liebesapfel oder Paradiesapfel, was sich heute noch in der in Österreich und Südtirol verwendeten Bezeichnung »Paradeiser« widerspiegelt. Wer schon einmal Tomaten aus dem eigenen Garten oder vom Biobauern um die Ecke essen durfte, weiß, wie sehr sie sich geschmacklich von Tomaten aus dem Supermarkt unterscheiden. Letztere werden oft halb grün geerntet und reifen beim Transport nach. Bei Tomaten, die am Strauch reifen durften, ist der Beta-Karotin- und Lycopingehalt deutlich höher.

Die Tomate steht grundsätzlich ganz oben auf der Hitliste der Heilpflanzen. Vor allem der sekundäre Pflanzenstoff Lycopin weist stark antioxidative Eigenschaften auf: So schützt er z.B. die Zellmembran, wehrt schädliche UV-Strahlung ab und beugt Hautschäden und Hautalterung vor. Lycopin findet sich in vielen roten Früchten und Gemüsesorten, darunter auch in Wassermelonen, rosa Grapefruits und roten Guaven.

Lycopin kann in Form von Tomatenmark, Tomatenpüree und Tomatensaft deutlich besser vom Körper aufgenommen werden als in Form von frischen Tomaten. Dies wurde durch Studien an englischen Universitäten in Manchester und Newcastle nachgewiesen. Die Teilnehmer, die gekochte Tomaten in Form von

Tomatenmark gegessen hatten, wiesen gegenüber denen, die rohe Tomaten bekommen hatten, einen um 33 Prozent erhöhten Schutz gegenüber Sonnenstrahlen auf. Zusätzlich zeigten sie höhere Werte von Kollagen, das eine wichtige Rolle bei der Erhaltung der Hautstruktur spielt. Diese erhöhten Werte lassen darauf schließen, dass eine mögliche Umkehr der Hautalterung erreicht wird. Die Ergebnisse erklären sich daraus, dass Lycopin sehr hitzebeständig ist und seine Wirkung erst bei einer höheren Temperatur entfalten kann. Die von Experten empfohlene Menge an Lycopin liegt bei sechs Milligramm pro Tag.

Lycopingehalt verschiedener Lebensmittel (pro 100 g)

Lebensmittel	Lycopingehalt
Tomate roh	9,3 mg
Tomatensaft	10,8 mg
Tomatenpüree	16,8 mg
Ketchup	17,2 mg (Achtung – häufig wird Ketchup mit viel Zucker hergestellt!)
Tomatensauce	18,0 mg
Tomatenmark	55,5 mg (Auch hier darauf achten, dass dieses ohne Zuckerzusatz auskommt.)

Lycopin kann in Form von Ketchup deutlich besser als aus Tomaten aufgenommen werden. Da Ketchup aus dem Supermarkt häufig viel Zucker enthält, stellen Sie es am besten selbst her. Für 4 Gläser à 250 Milliliter geben Sie 800 Gramm gewaschene, vom Stielansatz befreite und geviertelte Tomaten, 200 Gramm getrocknete, klein geschnittene Aprikosen, 2 abgezogene Knoblauchzehen, 150 Milliliter Essig, 1 Teelöffel Salz, ½ Teelöffel Pfeffer sowie etwas Chili- und Currypulver in einen Mixer und zerkleinern alles 30 Sekunden lang auf höchster Stufe. Die Masse anschließend in einen Topf geben und 40 Minuten bei geringer Hitze köcheln lassen. Alternativ können Sie das Ketchup auch im Thermomix zubereiten (40 Minuten, Varomat Stufe 2 ohne Messbecher). Zum Schluss alles noch einmal auf höchster Stufe 1 Minute lang pürieren und in saubere Schraubgläser abfüllen. Diese sollten Sie im Kühlschrank aufbewahren.

Pilze

Ebenfalls als optimaler Füllstoff gelten Pilze, da sie sehr fettarm sind und gleichzeitig viel Eiweiß und Vitamin D enthalten. Ob roh, gegrillt, gebraten oder gedämpft: Pilze bereichern den Speiseplan und sorgen für Abwechslung in der täglichen Nahrung. Außerdem enthalten sie Kalzium, Magnesium, Mangan, Zink und Selen. Zu den gängigsten Pilzsorten bei uns gehören Austernpilze, Steinpilze, Champignons, Pfifferlinge, Kräuterseitlinge und Shiitake-Pilze. Wie wäre es z. B. mit einer leckeren Waldpilzpfanne mit Kräutern und dem Fit-und-aktiv-Salat (Rezepte siehe S. 118 und 110)?

Der sinnvolle Kräutermix

Im Folgenden finden Sie eine kleine Kräuterkunde zu den Sorten, die den Faszien und dem Bindegewebe besondere Vorteile bringen und in der Küche deswegen regelmäßig zum Einsatz kommen sollten. Schon Hildegard von Bingen setzte zahlreiche Kräuter zur Behandlung verschiedener Beschwerden und Erkrankungen sowie zur allgemeinen Leistungssteigerung ein. Darüber hinaus bereichern Kräuter jede Speise auch geschmacklich und optisch – denn das Auge isst ja bekanntlich mit.

Basilikum

Bereits rund 1000 v. Chr. wurde Basilikum, auch als Königskraut bezeichnet, als Gewürz-, Heil- und Zierpflanze in Arabien, in Vorderindien und im restlichen asiatischen Raum angebaut. Als Heilpflanze hat Basilikum demnach eine jahrtausendealte Tradition, seine ausgesprochen gesundheitsfördernde Wirkung ist heute auch wissenschaftlich anerkannt.

Basilikum enthält zahlreiche ätherische Öle wie beispielsweise Estragol und Eugenol, Flavonoide, die Vitamine A, C, D und E sowie die Mineralstoffe Kalzium, Kalium, Eisen und Magnesium. Das Kraut hat eine verdauungsfördernde und antibakterielle Wirkung.

Fenchel

Fenchel gehört zur botanischen Familie der Doldenblütler und stammt ursprünglich aus dem Mittelmeerraum sowie aus Vorderasien und Persien. Schon im Altertum war er eine geschätzte Gewürz- und Heilpflanze. Den anisartigen Geschmack – verantwortlich dafür sind ätherische Öle – muss man allerdings mögen. Zudem enthält Fenchel Kalzium, Kalium, Eisen sowie die Vitamine A, C und E. Er wirkt entgiftend, stärkt das Immunsystem, steigert die Zelltätigkeit und hat verdauungsfördernde sowie entkrampfende Eigenschaften.

Kamille

Schon unsere Großmütter und Eltern wussten, dass Kamillentee bei zahlreichen Erkrankungen sehr guttut. Die Kamille wirkt entzündungshemmend, krampflösend, wundheilend und antibakteriell. Bei den Germanen und Ägyptern galt die Pflanze als heilig, seit der Antike wissen Heilkundige um ihre vielen gesundheitsfördernden Wirkungen. So setzten sie die Pflanze bereits damals gegen Entzündungen aller Art ein. Verschiedene Inhaltsstoffe – u. a. ätherische Öle und sekundäre Pflanzenstoffe wie z. B. Flavonoide – aus den Blüten der Kamille dämmen entzündliche Prozesse im Körper ein und hemmen das Wachstum von Bakterien. Aufgrund dieser Eigenschaften profitieren auch unsere Faszien von der Pflanze. Sie gilt innerlich und äußerlich angewendet als natürliches, pflanzliches Antibiotikum ohne schädliche Nebenwirkungen.

Kresse

Frische Kresse gibt es fast in jedem Supermarkt in Pappschachteln zu kaufen. Sie schmeckt nicht nur gut – z. B. als Topping auf Suppen und Salaten –, sie ist auch ein hervorragendes Heilkraut. Brunnen- und Gartenkresse sind vom gesundheitlichen Standpunkt her gleichwertig. Beide Sorten enthalten sekundäre Pflanzenstoffe, Bitterstoffe, die Vitamine A, C und D, Eisen, Jod, Chrom, Magnesium, Kalzium und Kalium und sind zudem reich an würzigem Senföl. Auch hier kann man wieder von einem natürlichen, pflanzlichen Antibiotikum sprechen. Kresse sollte immer frisch verzehrt werden, da sie, sobald sie von der Wurzel getrennt ist, innerhalb von 30 bis 40 Minuten ihre Vitalstoffe fast vollständig abbaut. Zudem ist der rohe Verzehr unabdingbar, da die Pflanze nur so ihre Wirkungen entfaltet. Probieren Sie Kresse deshalb auch einmal als frisch gepressten Pflanzensaft oder als Topping in einem leckeren Salat.

Majoran

Majoran verleiht vielen Speisen den letzten Schliff. Er wird vor allem bei deftigen Gerichten zum Würzen verwendet, da er bei der Verdauung schwerer Speisen hilft und die Verdauungsorgane anregt und stärkt. In Deutschland gehört die Pflanze neben der Petersilie mittlerweile zu den beliebtesten Küchenkräutern. In der Vergangenheit wurde Majoran in Form von Salben auch oft auf die Haut aufgetragen, da er die Hautheilung fördert. Die Heilwirkung von Majoran ist wissenschaftlich nachgewiesen; er verdankt sie seinen ätherischen Ölen, dem Vitamin C, Zink, Menthol und Thymol sowie verschiedenen Bitterstoffen. Das Kraut weist stark entzündungshemmende, entkrampfende, konzentrationsfördernde und nervenstärkende Eigenschaften auf.

Oregano

Bereits Hildegard von Bingen erwähnte den Oregano und wies auf seine heilende Wirkung bei Schuppenflechte und Hautreizungen hin. Die Pflanze wirkt antiseptisch, antiviral, desinfizierend und stimmungsaufhellend. Oregano zählt zu den kraftvollsten Kräutern und gilt als eines der wirkungsvollsten natürlichen Antibiotika. Seit Jahrhunderten setzen chinesische Ärzte Oregano bei Fieber und Hautproblemen ein. Zudem hat er sich bei Pilzinfektionen wie Candida albicans bewährt. In Kombination mit Kokosöl schützt er effektiv vor Darmpilzbefall. Oregano enthält große Mengen an Antioxidanzien, Gerb- und Bitterstoffe sowie die ätherischen Öle Thymol, Carvacrol, Cymol und Borneol.

Petersilie

Die Petersilie ist sicherlich eines unserer bekanntesten Küchenkräuter. Ob glatt oder mit krausen Blättern – man trifft sie in fast jedem Kräutergarten an. Sie eignet sich zwar hervorragend zum Einfrieren, starke Hitze verträgt sie jedoch nicht, dann leidet das Aroma. Streuen Sie sie deshalb immer erst kurz vor dem Servieren über das Gericht. Meist wird sie klein gehackt Pastinaken und anderem Gemüse, Salaten, Suppen, Fisch, Eierspeisen und Geflügel zugegeben. Sie zeichnet sich durch einen hohen Gehalt an ätherischen Ölen, sekundären Pflanzenstoffen, Zink, Vitamin C, Kalium, Kalzium, Magnesium und Eisen aus und kann die Eisenaufnahme im Körper noch begünstigen, wenn sie mit anderen eisenhaltigen Lebensmitteln wie Fleisch, Fisch oder Eiern kombiniert wird.

Rosmarin

Rosmarin – das lateinische »ros marinus« bedeutet poetischerweise »Tau des Meeres« – ist im Mittelmeerraum heimisch, wird aber auch gern in Deutschland angebaut. Als Heilpflanze ist er eher selten bekannt, als Gewürz schon eher, vor allem natürlich in der mediterranen Küche. Vielen Gerichten verleiht er erst das typische Aroma. Rosmarin kann sehr gut mit Fleisch und Gemüse kombiniert werden. Die Pflanze enthält das entzündungshemmende Camosol (Rosmarinsäure) und verbessert den Sauerstofftransport in den Hautzellen, was wie eine kleine Verjüngungskur wirkt. Deshalb wird Rosmarin gern bei vorzeitiger Hautalterung und Zellulite eingesetzt. Darüber hinaus enthält er ätherische Öle, Bitterstoffe, Flavone und Mineralstoffe wie z. B. Kalium, Kalzium und Magnesium. Auch hier schenkt uns die Natur ein nebenwirkungsfreies pflanzliches Antibiotikum.

Schnittlauch

Schnittlauch ist ebenso wie die Petersilie eines unserer bekanntesten Küchenkräuter. Er ist reich an Vitamin A, Vitamin C, Kalium und Eisen und gehört wie Zwiebeln und Knoblauch zu den Lauchgewächsen. Schnittlauch hat pilzhemmende, blut- und darmreinigende, gerinnungshemmende und durchblutungsfördernde Eigenschaften. Im Volksmund wird er auch als »kleiner Bruder der Zwiebel« bezeichnet. Schnittlauch wird ausschließlich frisch als Beigabe beispielsweise zu Salaten, Eierspeisen und Suppen verwendet und harmoniert geschmacklich gut mit Petersilie.

Thymian

Thymian zählt neben Basilikum, Rosmarin und Oregano zu den Klassikern der mediterranen Küche. Seine antibakteriellen, antibiotischen und entzündungshemmenden Eigenschaften bringen rasche Heilung und fördern allgemein die Gesundheit des Körpers und der Faszien. Die wichtigsten Bestandteile der ätherischen Thymianöle sind Thymol und Carvacrol. Zudem enthält Thymian Zink, Bitterstoffe und Flavonoide. Als Tee wird Thymian häufig bei Entzündungen im Mundraum eingesetzt.

Für die Süßen

Manche mögen es süß und sie sind und bleiben eben Naschkatzen. Dass auch sie ihren Faszien etwas Gutes tun und dabei nicht auf die heiß geliebte Süße verzichten müssen, verdanken sie den natürlichen Süßungsmitteln, die ich Ihnen im Folgenden kurz vorstellen möchte.

Ahornsirup

Bei Ahornsirup handelt es sich um ein relativ naturbelassenes Produkt ohne größere Zusätze. Achten Sie beim Kauf auf Bioqualität und die Angaben »100 Prozent reiner Ahornsirup« sowie »Güteklasse AA« oder »Güteklasse BB«. Verwenden Sie Ahornsirup nur in kleinen Mengen, da er eine ordentliche Portion Zucker enthält. Dennoch ist er die deutlich bessere Alternative zu reinem Zucker oder gar dem synthetischen Süßstoff.

Honig

Honig galt den alten Griechen als Symbol der Unsterblichkeit. Hippokrates verwendete ihn aufgrund seiner fiebersenkenden Wirkung und zur besseren Wundheilung. Bei uns wird Honig wegen seines guten Geschmacks und vielseitigen Einsatzbereichs geliebt. Untersuchungen konnten bestätigen, dass Honig Bakterien abtötet. Es wird davon ausgegangen, dass die antimikrobielle Wirkung den dort enthaltenen Enzymen zu verdanken ist, die von den Bienen produziert werden. Honig sollte nicht mit Wärme behandelt werden. Sinnvoll ist es, Honig von heimischen Bienenzüchtern zu beziehen; dadurch wird sichergestellt, dass er nicht wärmebehandelt ist. Verwenden Sie zum Süßen von Speisen dennoch nur kleine Mengen Honig, da er sehr kalorienreich ist und kaum Vitamine und Mineralstoffe enthält.

Schokolade

Natürlich ist Schokolade eigentlich kein Süßungsmittel, sondern das süße Paradies selbst. Echte Leckermäuler können nicht auf sie verzichten, weshalb sie hier aufgenommen ist. Was Sie aber vielleicht noch nicht wussten: Mit Schokolade kann man auch herzhaften Gerichten den letzten Schliff verleihen, insbesondere zarten Fleischragouts mit einer dunklen Sauce. Als aromatisches Gegengewicht geben Sie noch eine frische, klein gehackte rote Chilischote hinein – Sie werden begeistert sein!

Wer Schokolade gern pur isst, kann sich freuen: Auch sie enthält viele Wirkstoffe, die gut für die Faszien sind – vorausgesetzt, es handelt sich um dunkle (Bio-)Schokolade mit einem Kakaoanteil von mindestens 70 Prozent und damit einer ganzen Reihe von Katechinen, Antioxidanzien und Polyphenolen. Zudem findet sich in dunkler Schokolade das sogenannte CocoHeal – wissenschaftlich: N-Phenylpropenoyl-L-aminosäureamid –, das laut einer Studie (siehe Quellen S. 155) wachstumsfördernd auf Hautzellen wirkt, die Wundheilung unterstützt, Hautschäden repariert und somit Falten vorbeugt. Es soll in Zukunft möglich sein, diese hautregenerativen und wundheilenden Eigenschaften therapeutisch zu

Tipp
Lust auf etwas Süßes zwischendurch? Dann probieren Sie doch das leckere milch- und getreidefreie Naschkatzenfrühstück mit Kokos und Honig (Rezept siehe S. 102), das sich auch als Snack eignet.

nutzen. Milchschokolade hat einen deutlich geringeren Kakaoanteil (siehe dazu auch S. 78f.), dafür aber viel Zucker und Fett. Deshalb ist dunkle Schokolade definitiv die bessere Wahl.

Stevia

Stevia, auch als Honigkraut oder Süßkraut bekannt, ist ein Süßungsmittel mit einem ganz besonderen Aroma, das sich ideal für Tee und viele Süßspeisen eignet. Zudem kann die Pflanze sowohl zum Backen als auch zum Kochen verwendet werden, da sie hitzestabil ist. Im Vergleich zum Rübenzucker sind Steviablätter 30-mal süßer. Die uralte Heilpflanze wurde schon von den Azteken genutzt. Kein Wunder – die Blätter enthalten über 100 Wirkstoffe, darunter auch Flavonoide. Die Steviapflanze gibt es im Pflanzenmarkt zu kaufen.

Gewürze – das gewisse Etwas

Nicht nur Salz ist das Salz in der Suppe. Mittlerweile steht Ihnen eine beinahe unbegrenzte Auswahl an Gewürzen zur Verfügung, die Farbe, Abwechslung und Aromenvielfalt in die Küche bringen. Welche Gewürze so ganz nebenbei auch Ihre Faszien mit wertvollen Inhaltsstoffen versorgen, erfahren Sie im Folgenden.

Chili

Chili ist eines der wichtigsten Gewürze für die Faszien. Zum einen unterbindet das im Chili vorkommende Capsaicin die Schmerzweiterleitung und zum anderen wirkt es durch das Andocken an Schmerzrezeptoren auch entzündungshemmend. Dadurch, dass im Gehirn kein Schmerzsignal mehr ankommt, wird die Entzündungsreaktion heruntergefahren. Weitere Inhaltsstoffe führen zu einer vermehrten Ausschüttung an Dopamin und Adrenalin. Die Folgen: eine vermehrte Wärmebildung und Schwitzen. Chili ist gut für einen aktiven Stoffwechsel. Kombinieren Sie das Gewürz mit Vitamin D und Curcumin, dann tun Sie Ihren Faszien etwas besonders Gutes. Würzen Sie beispielsweise Fisch mit Kurkuma,

Pfeffer und Chili oder probieren Sie den Stoffwechsel-Booster mit Chili (Rezept siehe S. 136).

Curry

Das Wort »Curry« steht zum einen für das indische Gericht und ist zum anderen die Sammelbezeichnung für bestimmte Gewürzmischungen. Je nach Herkunftsregion und Tradition setzen sich diese Mischungen aus verschiedenen Zutaten zusammen. Achten Sie beim Kauf vor allem darauf, zu Currymischungen ohne Geschmacksverstärker zu greifen. Curry enthält meist Kurkuma (Gelbwurz), die der Mischung ihre charakteristische, nämlich intensiv gelbe Farbe verleiht und durch das Curcumin entzündungshemmend wirkt. Insgesamt können bis zu 36 verschiedene Gewürze in Currymischungen verwendet werden, außer Kurkuma auch Senfkörner, Ingwer, Kardamom, roter oder schwarzer Pfeffer, Koriander, Nelken, Chili, Zimt, Muskatblüte, Kalmuswurzel, Selleriesaat und Lorbeer. Durch

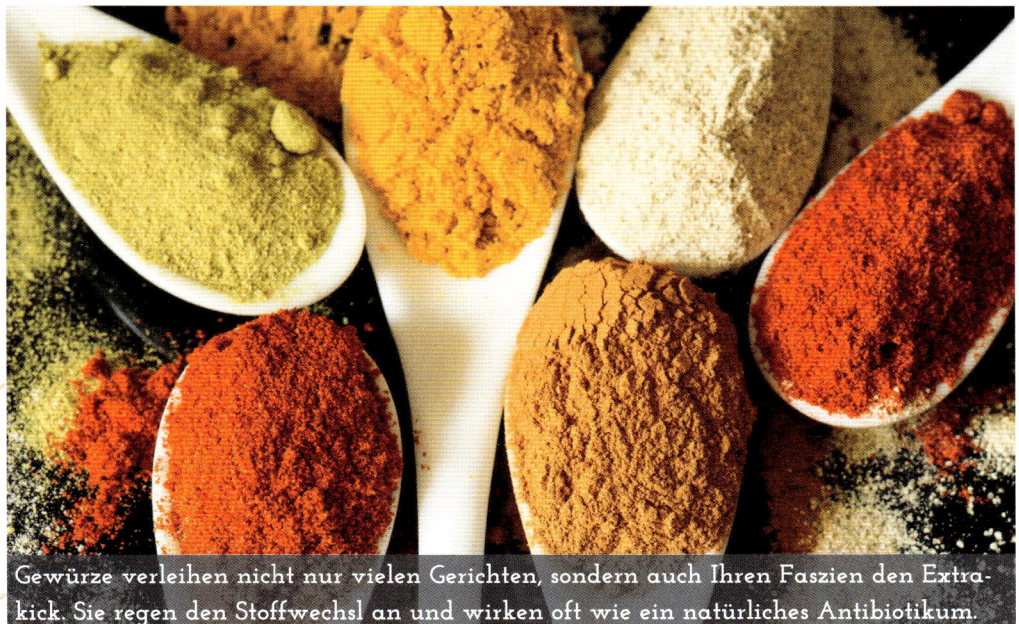
Gewürze verleihen nicht nur vielen Gerichten, sondern auch Ihren Faszien den Extrakick. Sie regen den Stoffwechsl an und wirken oft wie ein natürliches Antibiotikum.

die zahlreichen hochwirksamen Inhaltsstoffe steht Curry zu Recht in dem Ruf, eines der besten Gewürze für die Faszien zu sein – natürlich vorzugsweise mit Fisch und/oder Gemüse statt als Currywurst.

Gewürznelke

Der Gewürznelkenbaum ist in den Tropen beheimatet, Gewürznelken der besten Qualität stammen z. B. aus Sansibar oder Madagaskar. Minderwertige Knospen sind runzelig und staubig, hochwertige Knospen sind prall und fest. Um zu prüfen, ob sie reichlich ätherische Öle enthalten, können Sie einen Test durchführen. Legen Sie einige Gewürznelken ins Wasser. Schwimmen diese auf der Wasseroberfläche, sind sie trocken und enthalten kaum noch ätherische Öle; stellen sie sich senkrecht oder gehen sie unter, ist der Gehalt an ätherischen Ölen hoch und das Gewürz somit sehr gesund. Bei Gewürznelken handelt es sich um ein weiteres natürliches Antibiotikum ohne schädliche Nebenwirkungen.

Meerrettich

Bekannt ist vor allem die kräftige, scharfe Wurzel des Meerrettichs z. B. als Beilage zu Fleisch und Fisch sowie in Saucen. Ursprünglich stammt der Meerrettich aus Ost- und Südeuropa, heute wird er in ganz Mitteleuropa angebaut. Frisch verarbeiteter Meerrettich hat eine erheblich höhere Wirksamkeit als getrockneter Meerrettich. Sie können die Wurzel ohne Weiteres einige Zeit im Kühlschrank aufbewahren – am besten in einem Plastikbeutel im Gemüsefach – und bei Bedarf frisch reiben. Die wichtigsten Inhaltsstoffe sind Senföl, Vitamin C, ätherische Öle und Kalium – noch ein pflanzliches Antibiotikum. Meerrettich hat antibakterielle, krampflösende, schmerzlindernde und durchblutungsfördernde Eigenschaften.

Muskatnuss

Muskatnuss ist der heimliche Küchenstar unter den Gewürzen, der u. a. Lebkuchen, Punsch und auch zahlreiche Gerichte verfeinert. So verleiht Muskat Rosenkohl oder Blumenkohl eine fein-herbe, harzige Note und ist auch im Kartoffelpüree unverzichtbar. Selbst Getränke wie z. B. die heiße Schokolade können eine Prise Muskatnuss vertragen. Für den Geschmack und die Wirkung des Muskats sind ätherische Öle verantwortlich. Das Gewürz enthält die entzündungshemmenden Stoffe Myristicin und Eugenol. Leider sind viele Inhaltsstoffe der Muskatnuss flüchtig, weshalb die Nuss immer im Ganzen gekauft und aufbewahrt und bei Bedarf frisch gerieben werden sollte.

Pfeffer

Schwarzer Pfeffer stammt ursprünglich aus Indien und war einst so wertvoll wie Gold. Verantwortlich für seine Schärfe ist vor allem das Piperin. Des Weiteren verfügt Pfeffer über ätherische Öle, Flavonoide, Quercetin und den Entzündungshemmer Capsaicin. Die Früchte des Pfeffers sind nicht immer schwarz: Je nach Erntezeitpunkt und weiterer Behandlung weisen die Körner verschiedene Färbungen auf, darunter neben schwarz auch grün, weiß und rosa bis rot. Unser Körper kann die Vitamine in Lebensmitteln besser aufnehmen, wenn wir ihn mit einer ordentlichen Prise Pfeffer dabei unterstützen. Streuen Sie deshalb immer etwas frisch gemahlenen Pfeffer über Ihre Gerichte.

Safran

Safran macht den Kuchen gel – an diesen Vers erinnern Sie sich bestimmt noch aus Ihrer Kindheit. Safran wird aus den getrockneten orange-roten Stempelfäden einer Krokusart gewonnen. Die Ernte erfolgt auch heute noch in reiner Handarbeit – jedes Pflänzchen muss einzeln geerntet, und der Blüte müssen dann die bis zu drei Stempelfäden entzogen werden. Für die Herstellung eines einzigen Kilogramms Safran braucht man zwischen 150 000 und 250 000 Blüten – was den hohen Preis des Gewürzes erklärt. Neben seiner Verwendung als Gewürz besitzt Safran auch eine vielseitige medizinische Wirkung, die auch wissenschaftlich nachgewiesen ist. Die Karotinoide sowie die unterschiedlichen ätherischen Öle sind in der traditionellen Heilkunde schon lange bekannt. Safran wirkt beruhigend, schmerzlindernd, entzündungshemmend und fördert die Aufnahme des Sauerstoffs in den Körperzellen. Zu den besonderen Inhaltsstoffen des Safrans gehören Karotinoide und die Pflanzenstoffe Crocin, Safranal und Picrocrocin.

Senf

Bei uns ist der Senf fast jedem als Würzpaste bekannt, im Senf stecken aber auch zahlreiche gesundheitsfördernde Pflanzenstoffe. Bei der Herstellung von Senf werden Senfkörner zerkleinert und mit Wasser, Gewürzen und Säure vermengt. Senf gehört wie Brokkoli, Blumenkohl und Kresse zur Familie der Kreuzblütler. Hauptsächlich kommen in Senf Zink, Vitamin C und das ätherische Senföl vor, das sich durch seine entzündungshemmenden und antibiotischen Eigenschaften auszeichnet. Wie wäre es beispielsweise einmal mit einem leckeren Senfdressing zum Salat?

Süßholz

Süßholz gehört zur Familie der Schmetterlingsblütler. Es wird auch als Lakritzwurzel bezeichnet, da Lakritze aus Süßholz hergestellt wird. Die Pflanze wurde 2012 als Arzneipflanze des Jahres ausgezeichnet; sie wirkt stark entzündungshemmend, krampflösend und antibakteriell – wiederum ein Antibiotikum von Mutter Natur.

Zimt

Der Zimtbaum aus der Familie der Lorbeergewächse wird bis zu zehn Zentimeter hoch, hat lange, duftende Laubblätter und gelbe Blüten und ist hauptsächlich in den Gebirgswäldern Südasiens beheimatet. Die getrocknete Rinde des Zimtbaums kann beispielsweise als Tee, als Gewürz oder als ätherische Öltinktur verwendet werden.

Durch Zink und seinen hohen Gehalt an ätherischen Ölen (Eugenol, Humulen) wirkt Zimt antibakteriell. Er stärkt die Nerven und senkt den Blutzuckerspiegel. Zudem ist das im Zimt enthaltene Zimtaldehyd ein Entzündungshemmer.

Der natürliche Aromastoff und sekundäre Pflanzenstoff Cumarin, der ebenfalls in Zimt vorkommt, kann in hohen Mengen auch gesundheitsgefährdend sein. Ceylon-Zimt enthält im Gegensatz zum üblicherweise angebotenen Cassia-Zimt nur wenig Cumarin; kaufen Sie diesen also bevorzugt. Vielleicht haben Sie jetzt Lust auf einen milchfreien Schokoladenpudding mit leckerem Ceylon-Zimt bekommen (Rezept siehe S. 132)?

Nicht zu vergessen – geeignete Getränke

Wasser ist das wichtigste Element der Erde. Es ist Hauptbestandteil aller lebenden Organismen und für die Aufrechterhaltung sämtlicher Körperfunktionen unverzichtbar. Der Körper selbst besteht zu 50 bis 60 Prozent aus Wasser, das Fasziengewebe sogar aus bis zu 80 Prozent. Deshalb überrascht es kaum, dass an erster Stelle der Getränke, die gut für die Faszien sind, natürlich Wasser steht, am besten ein stilles Mineralwasser mit einem optimalen Mineralstoffgehalt (siehe S. 20f.).

Im Durchschnitt gehen unserem Körper über Darm, Urin und Schweiß rund 2,5 Liter Wasser pro Tag verloren, je nach Temperatur und Aktivität kann der Wasserverlust auch erheblich höher sein. 2,5 oder mehr Liter, die ersetzt werden müssen. Neben Wasser bieten sich dazu auch Tee, verdünnte Fruchtsäfte, vor allem Traubensaft, und Ingwerwasser (Rezept siehe S. 137) an; diese Getränke enthalten zahlreiche Antioxidanzien, Katechine und Polyphenole. Ganz besonders wertvoll für die Faszien sind die im japanischen Grüntee enthaltenen Katechine, was auch durch Studien (siehe Quellen S. 155) bestätigt wurde.

Säfte und Smoothies

Smoothies sind fein pürierte, dünnflüssigere oder cremigere Mixgetränke aus Obst und/oder Gemüse. Sie werden am besten frisch zubereitet, können aber auch unterwegs als Fertig-Smoothies gekauft werden. Bei Smoothies wird im Gegensatz zu Fruchtsäften die ganze Frucht verarbeitet, teilweise auch mit Schale. Die Basis der Smoothies bildet somit das Fruchtmark oder Fruchtpüree, das je

> **Tipp**
> Neben japanischem Grüntee – besonders köstlich mit Ceylon-Zimt! – eignen sich für die Faszien auch Kamillen-, Rotbusch- und Ingwer- sowie Galganttee.

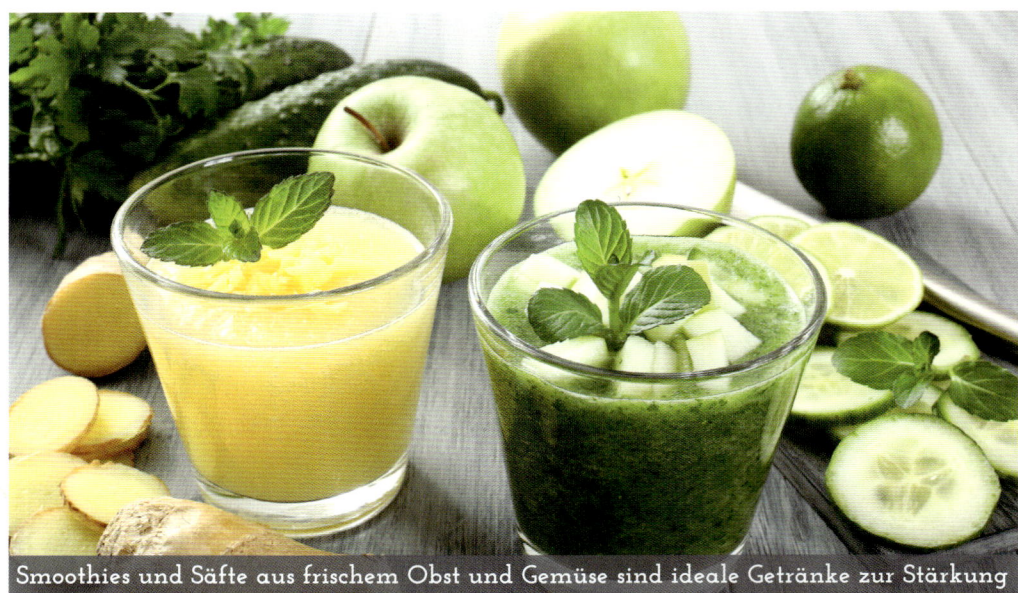

Smoothies und Säfte aus frischem Obst und Gemüse sind ideale Getränke zur Stärkung Ihrer Faszien. Zudem unterstützen sie Maßnahmen zur Gewichtsabnahme.

nach Rezept mit Säften, Wasser, Mandel- oder Kokosmilch gemischt wird, um die gewünschte Konsistenz zu erhalten. Der Vorteil von Smoothies: Sie enthalten noch alle wichtigen sekundären Pflanzen- oder Bitterstoffe, die vor allem den Faszien sehr guttun. Ein Smoothie kann sogar eine ganze Mahlzeit ersetzen. Rezepte für die vitalstoffreichen Powerdrinks finden Sie ab Seite 139.

Kakao

Die Kakaopflanze stammt ursprünglich aus Mittel- und Südamerika. Die Kerne im Inneren der Kakaofrucht – meist zwischen 40 und 50 Kakaobohnen – sind von süßem Fruchtfleisch ummantelt und bei der Ernte im rohen Zustand noch weich und weiß. Die typische braune Farbe des Kakaos entsteht durch regelmäßiges Wenden der Bohnen beim Trocknen. Je höher der Gehalt von Kakao in einem Schokoladenprodukt ist, desto wertvoller sind die darin enthaltenen Nährstoffe. Roher Kakao ist sehr reich an Kalzium, Eisen, wichtigen Antioxidanzien und Magnesium. Tatsächlich enthält roher Kakao so viel Magnesium wie kein anderes pflanzliches Lebensmittel. Laut einer Studie (siehe Quellen S. 155) können die in Kakaoprodukten mit einem Kakaoanteil von 70 Prozent oder mehr enthaltenen Katechine und Flavanole Entzündungen deutlich reduzieren und die Durchblutung des Gewebes verbessern. Einer weiteren Studie zufolge (siehe Quellen S. 155) wiesen die Probandinnen nach dem regelmäßigen Verzehr flavanolhaltigen Kakaos eine bessere Hautfeuchtigkeit sowie weniger raue und schuppige Haut auf. Hervorzuheben ist darüber hinaus der Schutz vor UV-Strahlung, den Kakao bietet. Die Wirkung der wertvollen Inhaltsstoffe hält länger an, wenn Kakao mit Mandelmilch, Pfeffer und Kurkuma oder mit Mandelmilch, Zimt, Ingwer und Chili kombiniert wird. So unterstützen Sie die Regeneration Ihrer Faszien optimal!

Roter Traubensaft

Die vielfältigen Wirkungen der Trauben beruhen auf ihrer zellschützenden Aktivität und der Funktion der Flavonoide. Blaue Trauben enthalten ebenso wie dunkler Traubensaft und – in Maßen – auch Rotwein mehr sekundäre Pflanzenstoffe als helle Sorten. Es gibt Hinweise darauf, dass die Inhaltsstoffe in rotem Traubensaft eine hohe zellschützende Kapazität aufweisen. So konnten laut einer Studie (siehe Quellen S. 155) nach dem täglichen Konsum von Traubensaft die Bildung freier Radikale gesenkt und weniger Entzündungsanzeiger im Blut nachgewiesen werden. Zudem ist das in roten Trauben vorkommende Resveratrol, ein entzündungshemmendes Polyphenol, als Behandlungsansatz für entzündliche Erkrankungen im Gespräch (siehe Quellen S. 155).

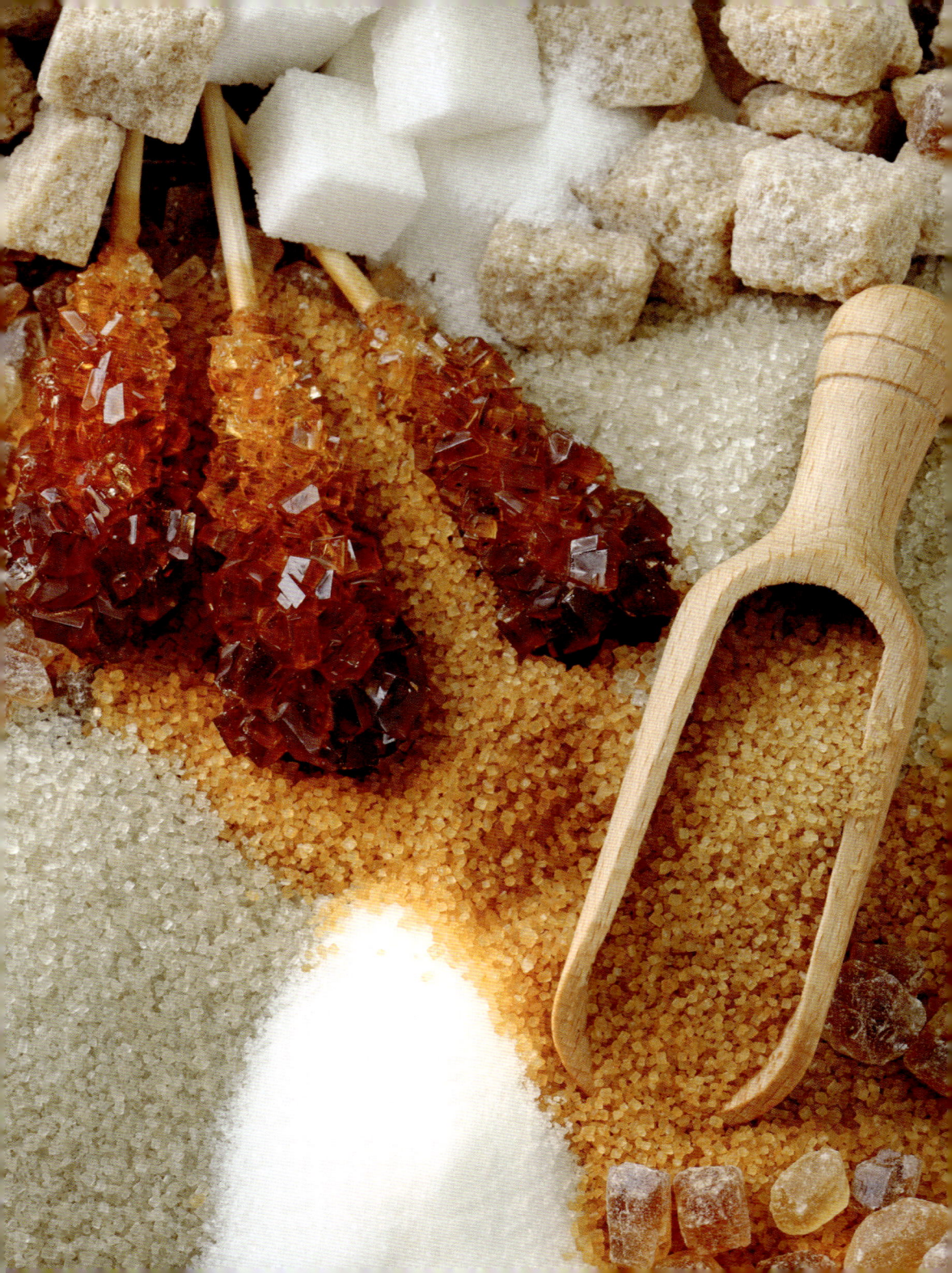

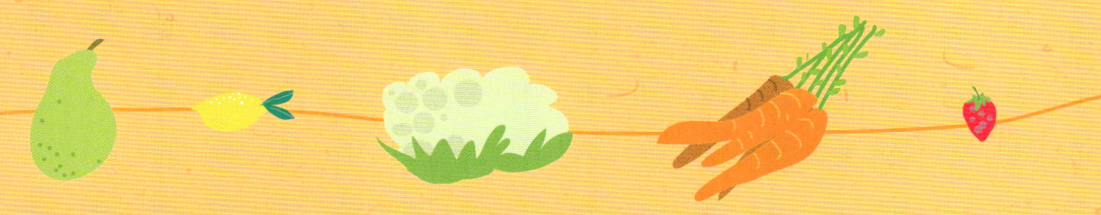

Das schadet Ihren Faszien

Leider können Sie mit der Ernährung Ihren Faszien nicht nur Gutes tun, es gibt auch Nahrungsmittel, die den Faszien schaden. Oft genug sind es Nahrungsmittel, die wir täglich zu uns nehmen, sei es aus Gewohnheit oder aus Unachtsamkeit. Das folgende Kapitel soll Sie sensibler für diejenigen Lebensmittel stimmen, die Sie in Zukunft am besten von Ihrem täglichen Speiseplan verbannen oder zumindest stark einschränken..

Alltägliche Ernährungsfallen

In der heutigen Ernährung werden, vor allem durch die Lebensmittelindustrie, immer mehr Zusatzstoffe, Geschmacksverstärker, Farb- und Aromastoffe sowie andere Inhaltsstoffe eingebaut, die unserem Körper schaden können und die die Regeneration sowie die Versorgung der Faszien blockieren. Die Industrie setzt solche umstrittenen Inhaltsstoffe hauptsächlich ein, um Lebensmittel besser haltbar zu machen, sie besser aussehen zu lassen oder den Geschmack so zu verändern, dass bestimmte Produkte gern und vor allem in großer Menge konsumiert werden.

Bei einer Umfrage des TÜV Süd aus dem Jahr 2014 zum Thema »Welche Risiken bei Lebensmitteln sorgen Sie am meisten?« hat die größte Gruppe mit 34 Prozent der Befragten die hohe Menge an Zusatz- und Farbstoffen angegeben. Verringern Sie in Zukunft die auf den nächsten Seiten aufgezählten Inhaltsstoffe in Ihrer Ernährung oder lassen Sie diese am besten ganz weg.

Fette, die Sie meiden sollten

Fett als grundsätzlichen Ernährungsübeltäter zu meiden ist, wie bereits erwähnt, weder angemessen noch empfehlenswert, braucht der Körper doch Fette, um viele Stoffwechselvorgänge einwandfrei regeln zu können. Halten Sie sich an die Devise »Gute Fette, schlechte Fette«; welche zu den schlechten Fetten gehören, erfahren Sie im Folgenden.

Tipp

Achten Sie auf die Angaben der Inhalts- und Nährstoffe: Je mehr Zutaten ein Produkt aufweist, desto mehr wurde es bearbeitet und verändert. Je weniger auf der Zutatenliste steht, desto natürlicher ist das Produkt.

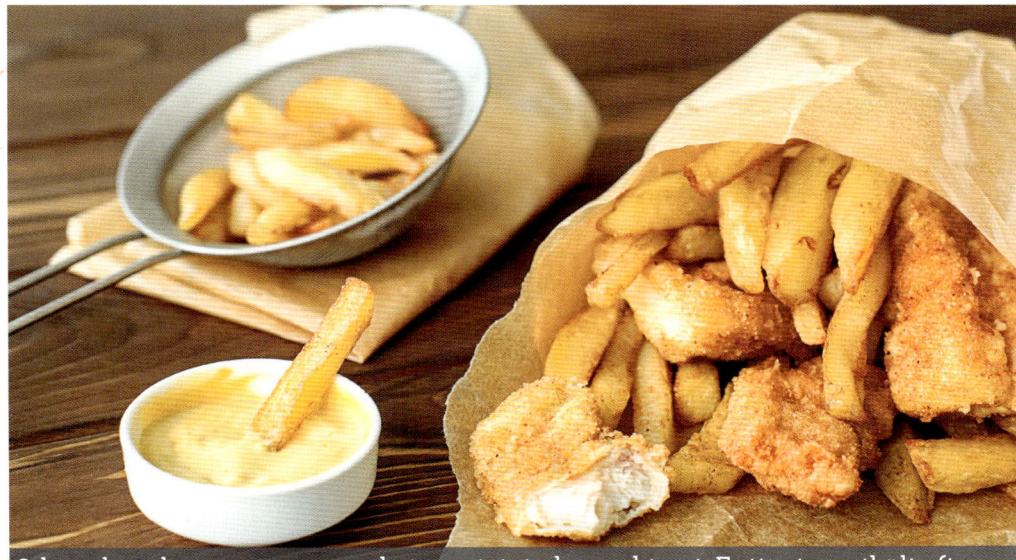

Schmeckt – den meisten zumindest – gut, tut aber nicht gut: Frittiertes enthält oft ungesunde Fettsäuren wie Transfette, die zur Härtung von Frittierfett notwendig sind.

Gesättigte Fettsäuren

Hohe Mengen an gesättigten Fettsäuren kommen in zahlreichen Lebensmitteln vor, beispielsweise in Wurst und Käse, Sahne, Frittierfett, Mayonnaise, Fertiggebäck, Schokolade, Cremespeisen, Knabberartikeln, Milchprodukten und Milchshakes. Der übermäßige Konsum gesättigter Fettsäuren verstärkt entzündliche Prozesse im Körper. Die Folgen sind – neben diesen Entzündungsvorgängen – laut einer Studie (siehe Quellen S. 155) eine gestörte Insulinsignalgebung und eine Insulinresistenz des Muskel- und weißen Fettgewebes.

Omega-6-Fettsäuren

Da die typische Ernährung in der modernen westlichen Welt reich an Omega-6-Fettsäuren ist – und leider arm an Omega-3-Fettsäuren (siehe S. 31ff.), ist die Arachidonsäure, ein Endprodukt, das aus der Omega-6-Fettsäure Linolsäure verstoffwechselt wird, stets in hoher Konzentration in den Zellen vorhanden (siehe

> **Info**
> Durch den Verzehr von zu viel gesättigten Fettsäuren und Transfetten wird unsere Zellwand deutlich instabiler und weniger flexibel. Dies erschwert es u. a. der Glukose, in die Zelle zu gelangen. Dadurch steigt die Blutzuckerkonzentration, und unsere Bauchspeicheldrüse muss mehr Insulin produzieren, um die gleiche Arbeit zu leisten. Dies kann auf lange Sicht zu einer Überlastung und Fehlfunktion der Bauchspeicheldrüse und letztlich zu Diabetes mellitus Typ 2 führen.

Quellen S. 155). Die Aufnahme einer zu hohen Menge an Omega-6-Fettsäuren beeinflusst unsere Gewebshormone negativ, verhindert die Aufnahme und Nutzung von Omega-3-Fettsäuren, macht Blutfette anfällig für Oxidation und wirkt entzündungsfördernd sowie regenerationshemmend.

Linolsäure kommt vermehrt in Pflanzenölen wie Mais-, Soja-, Distel-, Weizenkeim-, Sonnenblumenkern- und Baumwollsaatöl vor. Vermeiden Sie auch die Aufnahme von zu viel fettem Fleisch, vor allem aus Masttierhaltung (siehe auch S. 89), da diese Tiere mit Soja, Weizen und Mais gemästet werden und sehr hohe Arachidonsäurewerte aufweisen. Das Verhältnis von Omega-6- zu Omega-3-Fettsäuren sollte etwa 3:1, maximal aber 5:1 betragen; bei uns liegt es, ebenso wie in den USA, jedoch durchschnittlich bei 10:1 bis sogar 17:1, wie eine Studie (siehe Quellen S. 156) untermauert.

Die meisten Menschen denken, pflanzliche Öle seien im Vergleich zu tierischen Fetten gesund – das ist jedoch nicht immer der Fall. Sonnenblumenkerne beispielsweise werden häufig unter hohem Druck gepresst, um das Öl gewinnen zu können. Dadurch entsteht Hitze, die zu einer Oxidation führt: Die Hitze lässt die ungesättigten Fette ranzig werden. Deshalb wird das Öl nach dem Pressen raffiniert, um diese Inhaltsstoffe hauptsächlich wegen des Geschmacks so gut wie möglich wieder herauszufiltern. Dabei werden aber leider auch gesundheitsförderliche Inhaltsstoffe herausgefiltert, und wir erhalten ein Öl mit einer hohen

Menge an entzündungsfördernden Inhaltsstoffem, aber ohne gesundheitlich wertvolle Bestandteile.

Transfettsäuren

Bei den Transfettsäuren handelt es sich um eine Fettform, die durch Härtung aus den natürlichen Fettsäuren entsteht und beispielsweise in Fertigprodukten, Süßwaren, Margarine und Bratfett vorkommt.

Vor allem die Elaidinsäure steht in dem Verdacht, ein hormonelles Ungleichgewicht zu erzeugen und dadurch Entzündungsvorgänge zu verursachen. Dies kann einer Studie zufolge (siehe Quellen S. 156) zu Zellmembrandefekten und Krebs führen. Transfettsäuren wirken sich jedoch nicht nur ungünstig auf die Zellmembran aus, sie machen auch die Blutplättchen weniger flexibel, behindern die Verwertung gesunder Fettsäuren und blockieren die Umwandlung der lebensnotwendigen Omega-3-Fettsäuren in Gewebshormone. Transfettsäuren werden in unserem Körper nicht als Fette wahrgenommen, sondern als fremdartig eingestuft. Dadurch kommt es vermehrt zu Ablagerungen in den Blutgefäßen und Schleimhäuten.

Zudem können Transfette auch als schwer umwandelbares Depotfett gespeichert werden. Dies ist neben anderen Faktoren die Ursache für die Gewichtszunahme bei Menschen mit einem hohen Fast-Food-Konsum. Achten Sie deshalb darauf, Lebensmittel mit der Aufschrift »Fette/Öle z. T. gehärtet« ganz von Ihrem Speiseplan zu streichen.

Ungesunde Kohlenhydrate

Was für Fette gilt, gilt in ähnlicher Weise auch für die Kohlenhydrate: Auch hier gibt es Freund und Feind. Kohlenhydrate gänzlich vom Speiseplan zu streichen, ist unsinnig und gefährlich. Unser Körper – vor allem unser Gehirn – braucht Glukose als Brennstoff, um einwandfrei funktionieren zu können. Bestimmte Kohlenhydratarten aber sollten Sie meiden.

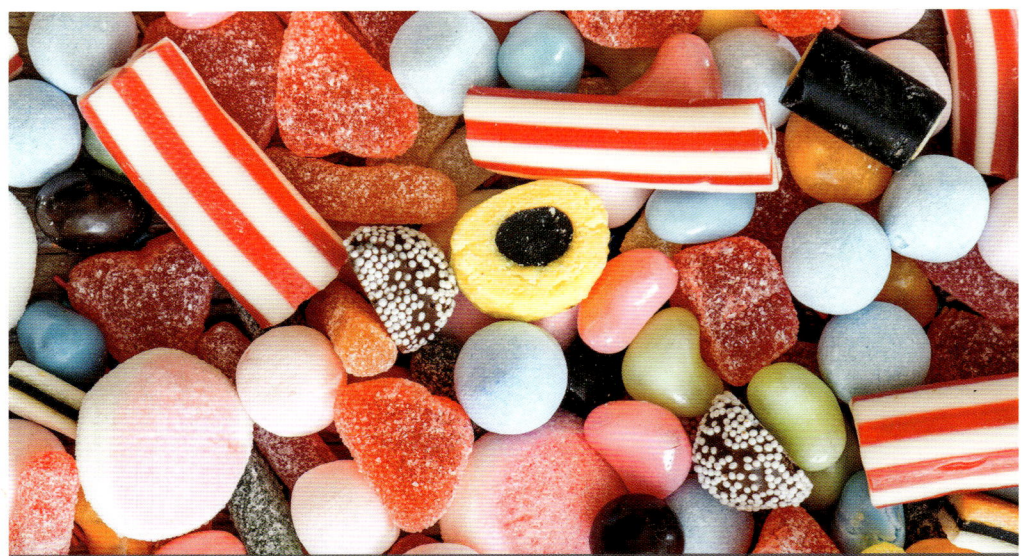

Den Verlockungen der süßen bunten Welt zu widerstehen ist nicht einfach, lohnt sich aber. Sie werden sich dadurch fast augenblicklich energiegeladener fühlen!

Zucker

Der weiße kristalline Haushaltszucker wird ebenso wie der oft nur eingefärbte braune Zucker aus dem Zuckerrohr oder der Zuckerrübe hergestellt. Diesem Haushaltszucker fehlen sämtliche Vitalstoffe und Vitamine, weswegen er auch als leeres Kohlenhydrat bezeichnet wird. Bei einer hohen Aufnahme von Zucker führt dies zu ständigem Appetit oder Heißhungerattacken, da der Körper versucht, lebenswichtige Bausteine wie Vitamine und Mineralstoffe über die Nahrung aufzunehmen. Die Folgen sind der Teufelskreis Übergewicht und zahlreiche Probleme für den Darm, wo sich viele Menschen eine üppige Pilzzucht »angezuckert« haben. Der erneut eintreffende Fabrikzucker führt dort zu einer raschen Vermehrung der schmarotzenden Mitbewohner. Hier kommt es häufig und sogar innerhalb weniger Wochen vor, dass eine intakte Darmflora ruiniert wird. Alkohol, Nikotin und Medikamente können diesen Zeitraum noch verkürzen. Eine zerstörte Darmflora hat auch Auswirkungen auf das Immunsystem, auf unsere

Regenerationsfähigkeit und vor allem auf die Funktion der Faszien. Zusätzlich bauen die Faszien bei einer zuckerreichen Ernährung zahlreiche kleine Kristalle in ihre Grundsubstanz ein. Die Folgen sind spröde und brüchige Faszien. Diese Punkte sind wichtige Argumente, die Zuckeraufnahme zu reduzieren oder ganz zu unterlassen. Nur so erhalten Sie ein flexibles und dynamisches Fasziensystem.

Süßstoffe und Zuckeraustauschstoffe

Um Kalorien zu sparen, greifen viele Menschen zum Süßen von Speisen und Getränken auf Süß- oder Zuckeraustauschstoffe statt Zucker zurück – fast 20 Prozent der Weltbevölkerung verwenden Süßstoffe täglich. Die synthetischen oder teilweise auch natürlichen Ersatzstoffe sind ebenfalls in Diätprodukten und Sportlernahrung wie Proteinpulvern, Riegeln und Sportgetränken enthalten und müssen hier entsprechend gekennzeichnet werden. Trotzdem kommt es bei den meisten nicht zur Gewichtsabnahme, sondern im Gegenteil noch zu Übergewicht. Das liegt z.T. daran, dass in Diätprodukten des Geschmacks wegen andere Zutaten als Zucker und Fett enthalten sind, die allerdings nicht weniger dick machen. Zudem besteht z.B. der Süßstoff Aspartam aus zwei Aminosäuren, die in höherer Dosis Auswirkungen auf das Gewebe und den Stoffwechsel haben, da sie etwa zu einer Übersäuerung des Gewebes führen können. Zellen in einer sauren Umgebung weben ein besonders hartes Fasernetz und machen die Faszien dadurch immer weniger flexibel. Aspartam sollte, ebenso wie der Zuckeraustauschstoff Xylit, wenn überhaupt nur in Maßen verwendet werden. Am gesündesten für Stoffwechsel und Faszien ist es, so weit wie möglich auf synthetische Inhaltsstoffe zu verzichten und natürliche Lebensmittel zu bevorzugen. Dies verhindert eine Übersäuerung und macht Ihr Fasernetzwerk geschmeidig und flexibel.

Und sonst?

»Natürliche Lebensmittel« ist das Stichwort, wenn es um eine gesunde Ernährung geht, die auch Ihren Faszien guttut. Je naturbelassener ein Nahrungsmittel ist, desto mehr Vitalstoffe enthält es; umgekehrt werden industriell hergestellten Lebensmitteln der Haltbarkeit oder des Geschmacks wegen oft Stoffe zugesetzt, die Sie besser meiden sollten.

Geschmacksverstärker, Hefeextrakte und Lebensmittelzusatzstoffe

Bei diesen Stoffen handelt es sich zwar manchmal um natürliche, oft aber auch um künstlich hergestellte Substanzen, die bei einem zu hohen und zu häufigen Verzehr gesundheitliche Probleme wie z. B. Allergien hervorrufen können. Der Geschmacksverstärker Glutamat oder Hefeextrakte sind keine Gewürze, werden aber häufig so genannt. Sie können u. a. Hungergefühle im Gehirn simulieren und dadurch Stressreaktionen wie Schweißausbrüche, Magenschmerzen, Bluthochdruck, Herzklopfen und Migräne auslösen. Da solche Stoffe auch einen Einfluss auf die Sinneswahrnehmung haben, sinken unsere Lernfähigkeit und

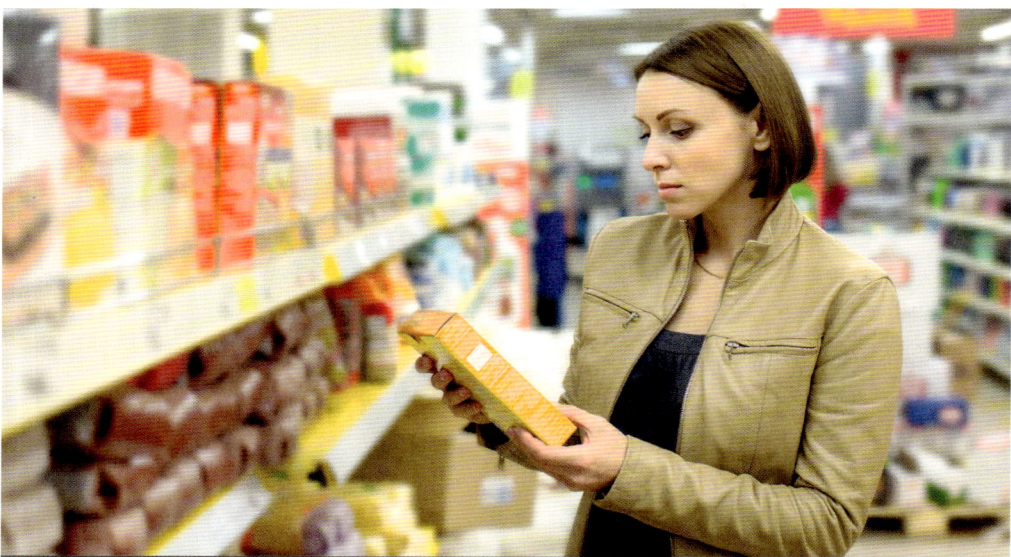

Lesen Sie die Inhaltsstoffe der Lebensmittel, die Sie kaufen, genau durch und verzichten Sie möglichst auf Zusatzstoffe wie Geschmacksverstärker oder künstliche Aromen.

das allgemeine Konzentrationsvermögen. Achten Sie beim Kauf von Lebensmitteln darauf, dass sie weder Geschmacksverstärker – z. B. Natriumglutamat – noch Hefeextrakte oder andere Lebensmittelzusatzstoffe, die beispielsweise an E-Nummern erkennbar sind, enthalten.

Achtung: Suchtgefahr!

Des Weiteren können industriell bearbeitete Lebensmittel und Produkte aus Masttierhaltung tatsächlich süchtig machen, da sie die Bildung von Dopamin anregen, was uns wiederum ein Glücksgefühl vermittelt und weiter munter zugreifen lässt. Darüber hinaus enthalten sie hohe Mengen an Phosphaten, die, wie bereits erwähnt, die Faszien schädigen können.

Zu den Hauptursachen chronischer Erkrankungen und geschädigter Faszien gehören entzündliche Prozesse im Körper. Durch zahlreiche Studien ist bekannt, dass industriell bearbeitete Lebensmittel und Fleisch aus Masttierhaltung für erhöhte Entzündungswerte verantwortlich sind. Gleichzeitig leiden Ihr Verdauungstrakt und Ihre Darmflora darunter. Bei Fleisch aus Masttierhaltung ist der Gehalt an der entzündungsfördernden Arachidonsäure deutlich höher als bei Freiland- oder Bioprodukten. Meist muss bei Mast- und Massentierhaltung sowie Züchtung aufgrund des hohen Ertragsdrucks der Einsatz von Pestiziden, Antibiotika oder Pflanzenschutzmitteln in Kauf genommen werden. In mehreren Studien wurde festgestellt, dass Menschen, die häufig derartige Lebensmittel zu sich nehmen, reizbarer sind als Menschen, die vermehrt nährstoffreiche und vollwertige Lebensmittel verzehren. Die Aufnahme nährstoffreicher und vollwertiger Lebensmittel kann dazu beitragen, Stimmungsschwankungen auszugleichen und das Energieniveau zu stabilisieren.

Selten und in Maßen

Bei den folgenden Lebensmitteln ist es ratsam, den Verzehr zu reduzieren und sie durch Alternativen zu ersetzen. Kuhmilch beispielsweise kann durch Mandelmilch oder Kokosmilch, Kartoffelprodukte können durch Pastinaken bzw. Süßkartoffeln und Nudeln durch Gemüsenudeln wie beispielsweise Zucchininudeln ersetzt werden.

Getreideprodukte
In Getreideprodukten kommen, ebenso wie in Hülsenfrüchten, hohe Mengen an Lektinen vor. Lektine sind Eiweißbausteine, die sich der Magensäure und Verdauungsenzymen widersetzen können und darüber hinaus Entzündungen im Körper fördern. Sie bleiben häufig an der Darmschleimhaut kleben und beeinflussen dadurch die Verdauung. Hoch gezüchtete Lebensmittel wie beispielsweise gezüchteter Roggen und Weizen sowie Sojabohnen und Hülsenfrüchte enthalten deutlich höhere Lektinwerte.

Hülsenfrüchte und Sojaprodukte
Die in Hülsenfrüchten, Getreide und Sojaprodukten vorkommenden Phytate (Phytinsäure) sind unverdauliche Bestandteile, die sich mit wichtigen Stoffen wie etwa Zink, Kalzium, Magnesium und Eisen verbinden können und dadurch die Aufnahme dieser Mineralien im Körper verhindern. In gekeimten oder fermentierten Produkten wie Sauerteig sind deutlich weniger Phytate als in normalem Brot enthalten.

Kartoffeln, Mais, Reis und Nudeln
Die in diesen Lebensmitteln enthaltenen Saponine, bittere, seifenähnliche Moleküle, können die Zellmembran durchlöchern. Sie dringen in die Zellen ein und stimulieren eine Immunreaktion im Körper. Dadurch fördern Saponine die Bildung von Antikörpern, die Immunreaktion erhöht sich.
Sie können Saponine sogar sehen: Sie sind es nämlich, die beim Kochen von Kartoffeln, Mais, Reis und Nudeln für die seifenähnliche Bläschenbildung auf der Oberfläche des Kochwassers sorgen. Alternativen zu Getreidenudeln stellen aus Rettich, Karotten oder Zucchini bereitete Nudeln dar; ein leckeres Rezept dazu finden Sie auf Seite 123.

Milch und Milchprodukte mit Laktose

Milchprodukte bestehen zum größten Teil aus gesättigten Fettsäuren und auch aus der mehrfach ungesättigten Fettsäure Omega 6 (siehe S. 83ff.). Dadurch wird das Verhältnis von gesättigten zu ungesättigten, vor allem das Verhältnis von ungesunder Omega-6- zur gesunden Omega-3-Fettsäure enorm belastet. Auch die hohe Menge an Milchzucker (Laktose) in Milch, Milchprodukten und zahlreichen anderen Lebensmitteln wie beispielsweise Wiener Würstchen kann bei vielen Menschen zu Problemen führen, etwa bei einer Laktoseintoleranz. Wenn Sie unbedingt Milchprodukte verwenden wollen, sollten Sie darauf achten, dass es Vollfettprodukte – roh und NICHT pasteurisiert – von Tieren sind, die mit frischem Gras gefüttert wurden. Hier ist das Fettsäurenverhältnis günstiger für unseren Körper, und entzündungsfördernde Stoffe kommen in deutlich geringeren Mengen vor.

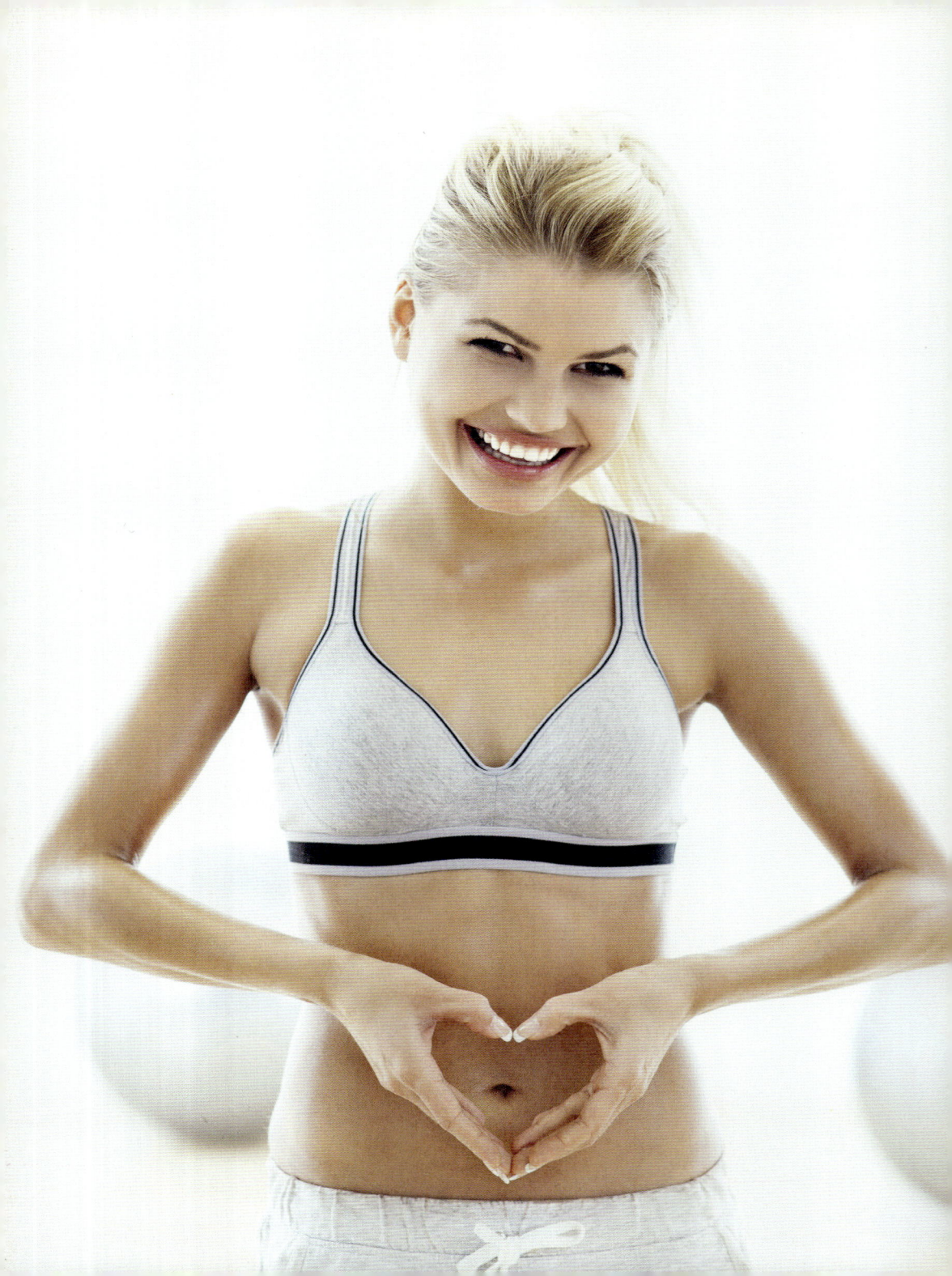

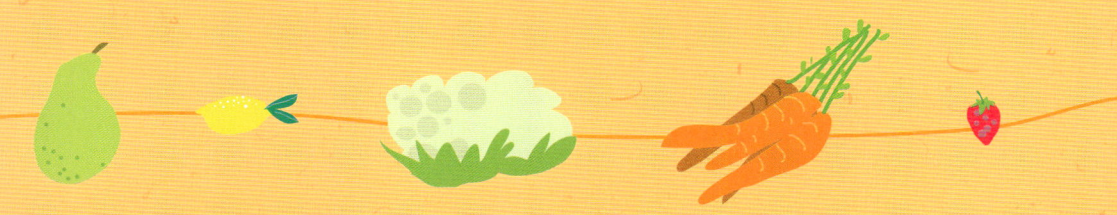

Gesunder Darm, gesunde Faszien

Was hat unser Darm mit den Faszien zu tun? Zum einen ist auch er Bestandteil des Körpers und wirkt mit den anderen Bestandteilen wie in einem riesigen Netzwerk zusammen. Ist der Darm nicht gesund, hat das auch Einfluss auf das Bindegewebe. Zum anderen spielen aber auch hier entzündliche Prozesse eine große Rolle: Sie nehmen ihren Anfang meist im Darm und können die Faszien enorm schädigen.

Entzündungshemmung und Darmsanierung

Ein überlasteter Darm wirkt sich negativ auf die Faszien aus und kann zu ihrer Verklebung führen. Umgekehrt können verklebte Faszien im Rückenbereich eine Auswirkung auf den Darm haben. Darüber hinaus ist der Darm mit zahlreichen Faszienstrukturen umhüllt. Aus diesem Grund sollten Sie Ihren Darm gesund und aktiv halten. Die Organe in unserem Körper sind auf komplexeste Weise miteinander verbunden; deswegen können sich Störungen in einem Bereich auf andere Bereiche auswirken. Der Darm erfüllt viele Aufgaben, nicht nur der Verdauung und Ausscheidung, sondern auch der Entgiftung und der Immunabwehr. Unser Magen-Darm-Trakt ist von einer unvorstellbar großen Anzahl an Mikroorganismen besiedelt. Die Gesamtheit dieser Organismen wird als Darmflora bezeichnet, sie besteht hauptsächlich aus Bakterien. Der Darm würde ausgebreitet eine Fläche von rund 40 Quadratmetern einnehmen, eine etwa 20-mal größere Fläche als unsere Haut. Dadurch ist er das Organ, das über die Nahrung den größten Kontakt zur Außenwelt hat – und die größte Angriffsfläche für Schadstoffe bietet. Im Verlauf der Magen-Darm-Passage nimmt z. B. die Anzahl der Bakterien kontinuierlich zu; im Dickdarm ist die Anzahl der Keime am größten.

Info

Candida albicans ist ein Hefepilz, der den gesamten Organismus befallen und dort erheblichen Schaden anrichten kann. Es kann zu einer Mykose (starker Pilzbefall) oder – je nach Ort der Ansiedlung – zu Blähungen sowie zu Abgeschlagenheit und Müdigkeit kommen, da der Pilz dem Organismus wichtige Nährstoffe entzieht. Auch Heißhungerattacken auf Süßes können eine Folge des Pilzbefalls sein. Er tritt häufig in Schleimhäuten von Mund und Rachen sowie im Verdauungstrakt und im Genitalbereich auf. Bei Diabetikern, Antibiotikaeinnahme, Entzündungen oder Krankheiten wie z. B. einer Autoimmunerkrankung kann die Besiedlung durch Candida albicans stark zunehmen und das Immunsystem und die Faszien belasten.

Die Darmflora – ein Kriegsschauplatz

Abgesehen von den im Körper natürlich vorkommenden Bakterien und den potenziellen Schadstoffen, die wir über die Nahrung aufnehmen, landen noch weitere Substanzen im Darm, die die Darmflora schädigen können. Antibiotika und Kortison können notwendig und lebensrettend sein, haben aber auch Nebenwirkungen: Neben den krankheitserregenden Keimen zerstören sie auch nützliche Bakterien im Darm. Hinzu kommt, dass wir Antibiotika nicht nur als Medikamente, sondern vielleicht auch über Hautcremes, Milchprodukte, Fleisch oder Fisch zu uns nehmen. Hält sich die Verabreichung von Antibiotika in Grenzen, erholt sich der Darm wieder; auf Dauer kann es jedoch zur Zerstörung der einstmals gesunden Darmflora kommen. Sie verliert ihre Barrierefunktion, schädliche Stoffe können die Darmwand ungehindert passieren und so zu einer herabgesetzten Immunabwehr führen. Ein wiederum durch Antibiotika geförderter Pilzbefall, z. B. durch Candida albicans (siehe Kasten S. 94), kann den Darm zusätzlich belasten. Denn ist das Immunsystem erst einmal geschwächt, haben krank machende Pilze, Bakterien und Viren leichtes Spiel. Deshalb ist der beste Schutz gegen Pilzinfektionen wie die Candida-albicans-Infektion ein stabiles Immunsystem.

Doch wie bereits erwähnt, leidet die Darmflora auch unter dem, was wir unserem Körper wissentlich und allzu oft in zu großer Menge zuführen, etwa Zucker, ungesunde Fette oder Alkohol. Auch durch fehlende Faser- und Ballaststoffe wird die Epithelschicht der Darmwand, die innere Auskleidung des Darms, geschädigt. Bemerkbar macht sich dies beispielsweise durch Hautprobleme, Allergien, Unverträglichkeiten und andere, insbesondere entzündliche Erkrankungen; all das sind Anzeichen dafür, dass Ihr Darm und damit Ihr Immunsystem überlastet ist und dringend saniert werden muss. Und nun die gute Nachricht: Dies kann auf dem gleichen Wege geschehen, auf dem Sie Ihrem Körper möglicherweise Schadstoffe zugeführt haben: über die Nahrung.

Probiotika und Präbiotika

Probiotika sind Mikroorganismen – hier sind vor allem Laktobazillen und Bifidobakterien zu nennen –, die durch die Magensäure und andere Verdauungssäf-

> **Tipp**
> Unverzichtbar für einen gesunden Darm ist leichte, aber regelmäßige körperliche Bewegung. Sie steigert die Darmperistaltik und sorgt so für eine zügige Darmpassage. Die Intensität Ihres täglichen Sportprogramms sollte mäßig, die Dauer der Belastung nicht zu lange sein – eine Stunde spazieren gehen, Walking oder ein anderes leichtes Ausdauertraining reichen absolut aus. Zusätzlich kurbeln Bewegung und Muskelarbeit die Produktion von Lactoferrin, einer Eiweiß-Eisen-Verbindung, an, die antivirale und antimikrobielle Eigenschaften besitzt.

te nicht abgetötet werden und somit lebend in den Dickdarm gelangen, wo sie sich positiv auf die gesamte Darmflora auswirken. Darüber hinaus begünstigen sie Immunreaktionen auch in anderen Teilen des Körpers; sie aktivieren beispielsweise bestimmte Abwehrzellen, die sogenannten T-Zellen.

Präbiotika sind Ballaststoffe, unverdauliche Nahrungsbestandteile wie z. B. Inulin oder Oligofruktose, die von speziellen »guten« Bakterien im Dickdarm besonders gern verwertet werden und auf diese Weise zur Darmgesundheit beitragen. Deshalb empfiehlt es sich, zur Darmsanierung möglichst viele pro- und präbiotische Lebensmittel zu sich zu nehmen. Bei besonders schweren Fällen einer geschädigten Darmflora kann auch die Einnahme eines probiotischen Nahrungsergänzungsmittels sinnvoll sein, die Sie jedoch auf jeden Fall mit einem Arzt und/oder Fachpersonal absprechen sollten.

Zu den inulinreichen Lebensmitteln gehören Topinambur, Artischocken, Löwenzahn, Schwarzwurzeln und Pastinaken, zu den Lebensmitteln, die reich an Oligofruktose sind, Bananen, Zwiebeln, Chicorée, Knoblauch, Spargel, Tomaten, Lauch und ebenfalls Topinambur. Mit reichlich Obst und Gemüse können Sie auch hier nichts falsch machen, denn die darin enthaltenen Ballaststoffe und sekundären Pflanzenstoffe fördern allgemein das Wachstum nützlicher Darmbakterien.

Probiotisch herausragend sind Lebensmittel, die Milchsäurebakterien enthalten, darunter Sauerkraut, Brottrunk und Miso. Mit milchsaurem Gemüse (Rezept siehe S. 116f.) haben Sie die Möglichkeit, Probiotika aufzunehmen, ohne dafür Milchprodukte wie z. B. Joghurt zu verwenden. Die Milchsäuregärung ist eine der ältesten Konservierungsmethoden der Welt. Obwohl unsere Vorfahren von der Existenz der Mikroorganismen noch nichts wussten, haben auch sie schon den Vorteil der Milchsäuregärung genutzt: Sie stellten fest, dass ein spezifisches milchsaures Milieu das Wachstum von Fäulnis- und Krankheitserregern hemmt und manche Speisen dadurch länger konserviert werden. Heute wird dieser natürliche Prozess gezielt zur Herstellung von Lebensmitteln eingesetzt. Weil sie nicht erhitzt werden, behalten fermentierte Lebensmittel ihren vollen Vitamin-, Ballaststoff- und Eiweißgehalt bei. Und als einzige pflanzliche Vitamin-B12-Quelle sind milchsaure Lebensmittel vor allem für Veganer bedeutsam. Die positive Wirkung milchsaurer Produkte auf die menschliche Darmflora ist mittlerweile auch wissenschaftlich belegt.

Das verzögert die Darmsanierung

Die folgenden Lebensmittel sollten Sie bei einer geschädigten Darmflora für etwa acht bis zehn Wochen reduzieren oder ganz vermeiden:
- Auf kurzkettige Kohlenhydrate (Mono- und Disaccharide) wie Zucker, Fruchtzucker (Achtung: Auch in Fruchtsäften enthalten!), Traubenzucker, Honig, Süßigkeiten und Kuchen sollten Sie ganz verzichten. Vorsicht ist auch beim Verzehr von Lebensmitteln mit einem hohen Stärkegehalt angebracht, etwa bei Getreideprodukten, Hülsenfrüchten und Kartoffeln. Süßkartoffeln können Sie hingegen ohne Bedenken auf den Speiseplan setzen (siehe dazu auch S. 59). Vom Verzehr von Getreideprodukten ist vor allem in den ersten Wochen eher abzuraten, da sich darin Proteinstrukturen befinden, die die Darmschleimhaut und damit die immunologische Schutzbarriere des Darms angreifen. Da sich diese Strukturen überwiegend in den Schalen dieser Lebensmittel befinden, ist selbst der Verzehr von Vollkornprodukten bedenklich. Eine Ausnahme bildet der Buchweizen, der nicht zur Gruppe der Getreide gehört.

- Milchprodukte sollten auf ein Minimum reduziert oder wenn möglich in dieser Zeit ganz weggelassen werden. Sie enthalten eine höhere Menge gesättigter Fettsäuren, die im Gegensatz zu den mehrfach ungesättigten Fettsäuren wie der Omega-3-Fettsäure die Zellmembranqualität der Darmschleimhaut verschlechtern. Sie enthalten zwar auch ungesättigten Fettsäuren, in erster Linie aber Omega-6-Fettsäuren, die entzündliche Prozesse fördern können. Wenn sich der Verzicht auf Milchprodukte als schwierig herausstellt, ist eher zum Verzehr von Ziegen-, Stuten- oder Schafsmilchprodukten zu raten.
- Hülsenfrüchte enthalten ähnlich hohe Mengen der bereits bei den Getreideprodukten beschriebenen und den Darm schädigenden Proteinstrukturen. Mit dem Verzehr ist hier ähnlich umzugehen. Beachten Sie außerdem, dass auch Sojabohnen und Erdnüsse zu den Hülsenfrüchten gehören.
- Auch Wurstwaren und Käse enthalten gesättigte Fettsäuren, die die Darmflora eher ungünstig beeinflussen.
- Reduzieren oder vermeiden Sie Genussmittel wie Kaffee, schwarzen Tee, Alkohol und Nikotin.
- Wählen Sie statt Margarine lieber Butter oder Ghee (reines Butterschmalz), da Margarine hohe Mengen an Omega-6-Fettsäuren und oft auch zu viele Transfettsäuren enthält.
- Verzichten Sie auf Süßstoffe, Zuckeraustauschstoffe und industriell bearbeitete Lebensmittel wie Fast Food, Fertiggerichte, Ketchup, Chips, Colagetränke, Kekse und dergleichen mehr.

Faszien und Stress

Dass sich Stress auf unseren Körper nicht nur negativ auswirkt, wissen wir schon lange. So versetzt er uns beispielsweise in gefährlichen Situationen in Alarmbereitschaft, und wir können, ohne groß nachdenken zu müssen, schnell reagieren – etwa ausweichen, wenn ein Auto auf uns zukommt. Danach sendet das Gehirn Entwarnung, die Stressreaktionen werden heruntergefahren, der Körper entspannt sich. Hält die Stressbelastung jedoch an, erfolgt keine Entwarnung, und der Körper sowie die Faszien bleiben in der Anspannung. Nicht alle Stresssituationen sind dabei aber so eindeutig wie ein herannahendes Auto. Das Stressempfinden eines jeden Menschen ist sehr individuell, und so definiert jeder für sich selbst, was er als Stress empfindet und was nicht. Geraten wir durch Dauerstress gar in einen chronischen Anspannungs- und Bereitschaftsmodus, werden unaufhörlich Stresshormone ausgeschüttet und nicht mehr abgebaut, was zu einer Verklebung der Faszien führt. So behindert z. B. das Stresshormon Cortisol die Kollagensynthese. Aus diesem Grund tun Sie auch Ihren Faszien etwas Gutes, wenn Sie auf ein ausgewogenes Verhältnis zwischen An- und Entspannung achten. Dabei hilft in erster Linie Bewegung; die psychologische Forschung der letzten Jahrzehnte hat aber auch herausgefunden, dass es ebenso wichtig ist, bestimmte Grundbedürfnisse zu befriedigen. Zu diesen Grundbedürfnissen gehören das Bedürfnis nach Bindung und Nähe, nach Spaß und Freude, nach Kontrolle und nach Selbstwerterhöhung. Kontrolle bedeutet in diesem Fall, dass Sie selbst über die Abläufe in Ihrem Alltag bestimmen und so entspannter sind. Bei der Erhöhung des Selbstwertgefühls geht es um Erfolgserlebnisse und Wertschätzung, natürlich nicht auf Kosten anderer. Die Befriedigung dieser Grundbedürfnisse ist der sicherste Garant für ein Leben, in dem Stress nicht als existenzielle Bedrohung, sondern vielmehr als Quelle der Lebensfreude wirkt.

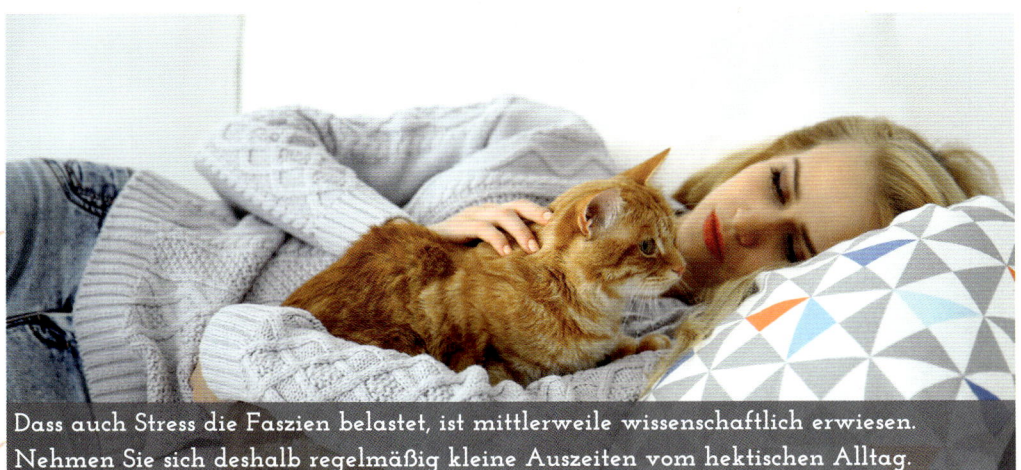

Dass auch Stress die Faszien belastet, ist mittlerweile wissenschaftlich erwiesen. Nehmen Sie sich deshalb regelmäßig kleine Auszeiten vom hektischen Alltag.

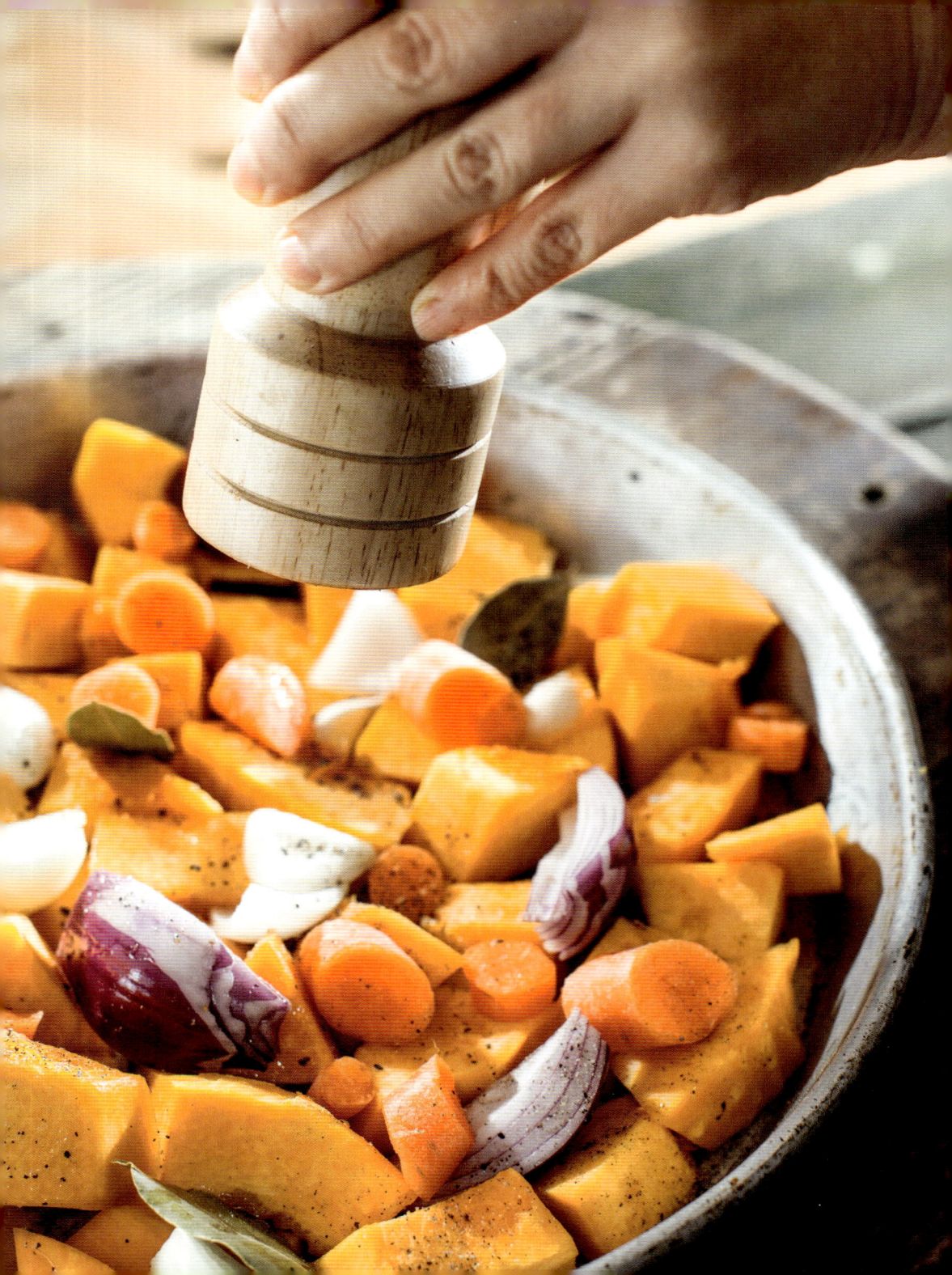

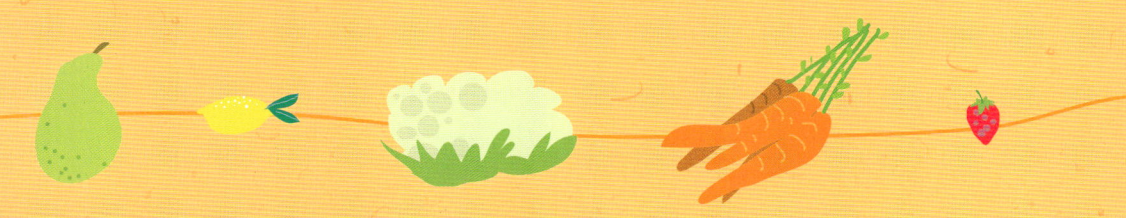

Rezepte für die Faszien

Nun haben Sie viel über eine gesunde Ernährung und wie Ihre Faszien davon profitieren, erfahren. Jetzt geht es ans Praktische – an die Zubereitung all der Köstlichkeiten, auf die Sie sicher schon Appetit bekommen haben. Dabei wird jedes Rezept durch die Auflistung ergänzt, welche Vorteile die verwendeten Zutaten für Ihre Faszien bieten, welche wertvollen Inhaltsstoffe sie enthalten. Also: an die Töpfe, fertig, los!

Frühstück

Naschkatzenfrühstück mit Kokos

Zutaten für 2 Portionen
1 Banane • 2 EL Mandelbutter • 50 g Kokosraspel • 50 g gemahlene Haselnüsse • ¼ TL Vanilleextrakt • ½ TL gemahlener Ceylon-Zimt • 6 EL Vollfett-Kokosmilch • 1 TL roher Honig oder Ahornsirup (Güteklasse AA oder BB)

Zubereitung
1 Banane schälen und in kleine Scheiben schneiden. Mandelbutter in einem großen Topf zerlassen und Bananenscheiben, Kokosraspel und Haselnüsse darin andünsten. Mit Vanille und Zimt würzen und mit Kokosmilch aufgießen. Bei geringer Hitze kurz köcheln und anschließend etwas abkühlen lassen.

2 Honig oder Ahornsirup unter das Naschkatzenfrühstück rühren und nach Belieben mit etwas frisch geschnittenem Obst genießen.

Vorteile für die Faszien

Ceylon-Zimt = Zymtaldehyd (blutzuckerstabilisierend, entzündungshemmend), Zink (fördert den Heilungsprozess), ätherische Öle (antibakteriell)

Obst = Vitamin A (Aufbau von Haut und Bindegewebe), Vitamin C (Aufbau von kollagenem Bindegewebe), Wasser (bessere Faszienversorgung mit Flüssigkeit), Kalium, Magnesium (für eine ideale Versorgung der Nerven und der Faszien sowie zur Zellregeneration)

Nüsse = hochwertiges Eiweiß (Aufbau der Faszien), Vitamin E (Zellteilung), Selen (verbesserter Zellstoffwechsel), Omega-3-Fettsäuren (entzündungshemmend, Zellaufbau)

Bananenbrot

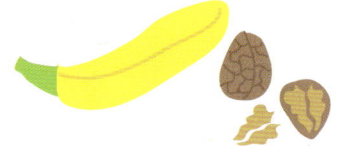

Zutaten für 6–8 Portionen
4 reife Bananen • 50 g Walnüsse oder Macadamianüsse • 4 Eier • 100 g weiche Butter • 75 g Mandelmehl • 1 EL gemahlener Ceylon-Zimt • 1 TL Vanilleextrakt • 1 TL Backpulver • 1 Prise Salz • Kokosöl für die Form

Zubereitung
1 Den Backofen auf 180 °C vorheizen. Bananen schälen und mit einer Gabel zerdrücken. Walnüsse oder Macadamianüsse hacken.
2 Eier und Butter in eine Rührschüssel geben und mit dem Handrührgerät schaumig rühren. Mandelmehl, Zimt, Vanille, Backpulver und Salz hinzufügen und zu einem gleichmäßigen Teig verrühren. Zerdrückte Bananen und Nüsse unterheben.
3 Eine Kastenform (24 cm) mit etwas Kokosöl einfetten, den Teig hineingeben und 1 Stunde im Ofen backen.

Vorteile für die Faszien

Ceylon-Zimt = Zymtaldehyd (blutzuckerstabilisierend, entzündungshemmend), Zink (fördert den Heilungsprozess), ätherische Öle (antibakteriell)

Mandelmehl = Zink (Gewebeaufbau, abwehrstärkend, wundheilend), hochwertiges Eiweiß (Aufbau von Körpergewebe und Faszien), Omega-3-Fettsäuren (entzündungshemmend, Zellaufbau), Magnesium (Zellregeneration)

Eier = hochwertiges Eiweiß (Aufbau der Faszien), Vitamin D (straffes Bindegewebe, entzündungshemmend, immunstabilisierend), Lezithin (Zellaufbau)

Obst = Vitamin A (Aufbau von Haut und Bindegewebe), Vitamin C (Aufbau von kollagenem Bindegewebe), Wasser (bessere Faszienversorgung mit Flüssigkeit), Kalium, Magnesium (für eine ideale Versorgung der Nerven und der Faszien sowie zur Zellregeneration)

Leinsamen-Mandel-Brötchen

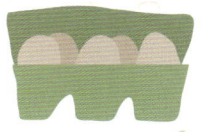

Zutaten für 8-10 Brötchen
100 ml Mandelmilch • 6 Eier • 300 g Mandelmehl • 100 g Leinsamenmehl
2 TL Guarkernmehl • 1 Päckchen Backpulver • 1 TL Salz • 20 g Butter oder Ghee

Zubereitung
1 Den Backofen auf 180 °C vorheizen. Mandelmilch und Eier in eine Schüssel geben und mit dem Handrührgerät 30 Sekunden lang auf hoher Stufe verrühren. Mandelmehl, Leinsamenmehl, Guarkernmehl, Backpulver, Salz und Butter zugeben und nochmals 1 Minute lang rühren. Den Brötchenteig anschließend 5 Minuten ruhen lassen.

2 Aus dem Teig mit feuchten Händen 8 bis 10 gleich große Kugeln formen, auf ein mit Backpapier ausgelegtes Blech legen und 20 bis 25 Minuten im Ofen backen.

Info: Guarkernmehl, ein Lebensmittelzusatzstoff, sorgt für eine gute Teigbindung. Es gibt Guarkernmehl auch in Bioqualität.

Vorteile für die Faszien

Eier = hochwertiges Eiweiß (Aufbau der Faszien), Vitamin D (straffes Bindegewebe, entzündungshemmend, immunstabilisierend), Lezithin (Zellaufbau)

Mandelmehl = Zink (Gewebeaufbau, abwehrstärkend, wundheilend), hochwertiges Eiweiß (Aufbau der Faszien), Omega-3-Fettsäuren (entzündungshemmend, Zellaufbau), Magnesium (Zellregeneration)

Leinsamen = Omega-3-Fettsäuren (entzündungshemmend, Zellaufbau), Lignane (entzündungshemmend)

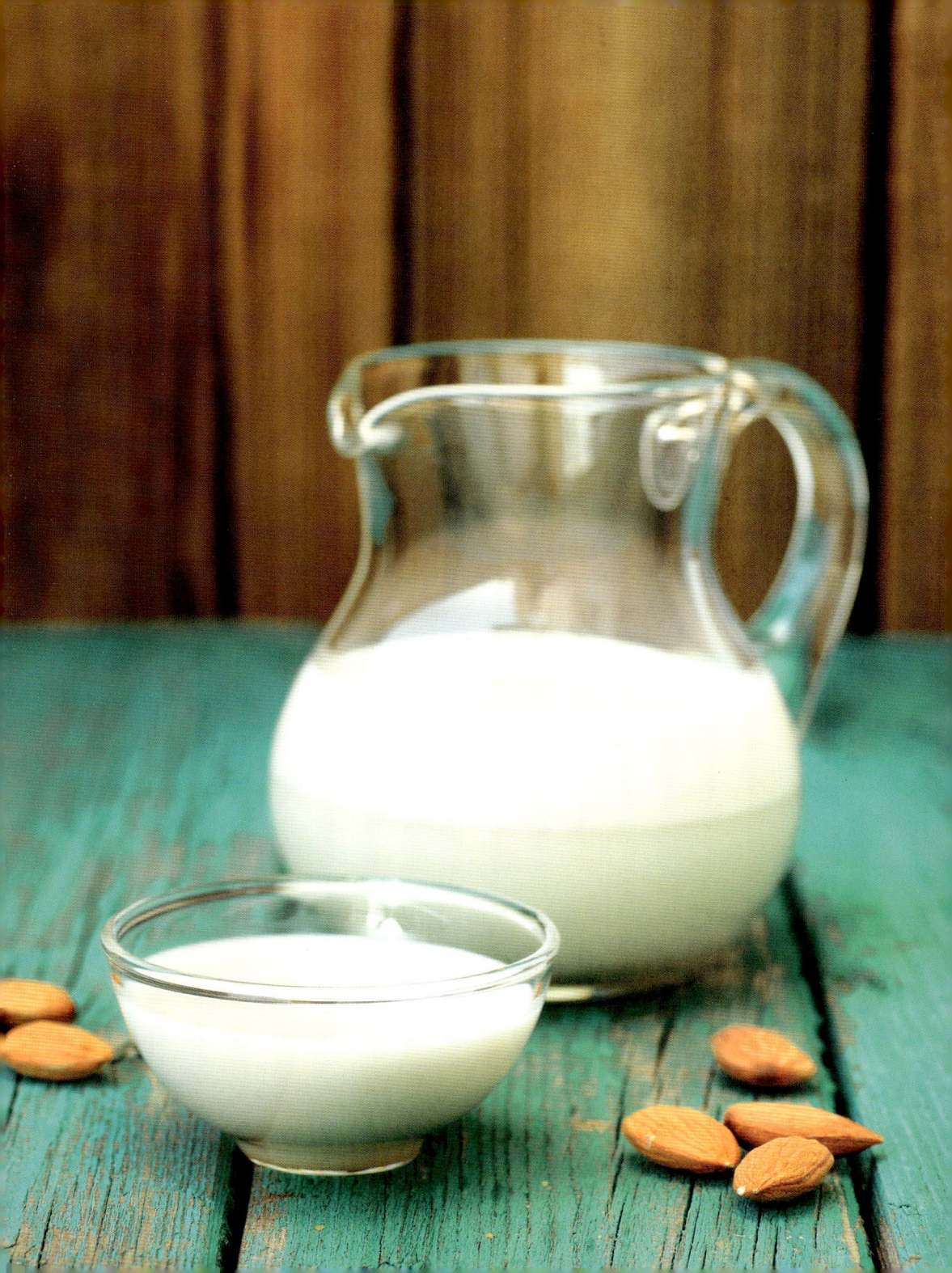

Pilz-Kräuter-Omelett

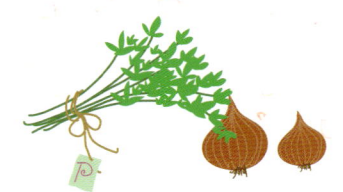

Zutaten für 4 Portionen
750 g gemischte Pilze • 4 Schalotten • 2 EL Kokosöl • Salz • schwarzer Pfeffer, frisch gemahlen • 1 Schuss Essig • 12 Eier • 2 EL Schnittlauchröllchen 2 EL gehackte Petersilie • 2 EL fein geschnittenes Basilikum • 125 ml Mineralwasser mit Kohlensäure

Zubereitung
1 Pilze putzen und in Scheiben schneiden. Schalotten abziehen und ebenfalls in Scheiben schneiden.
2 1 Esslöffel Kokosöl in einer Pfanne erhitzen und Schalotten darin andünsten. Pilze hinzufügen und mit anschwitzen. Mit Salz, Pfeffer und Essig würzen.
3 Eier und Kräuter in eine Schüssel geben und verrühren. Mit Salz und Pfeffer würzen und Mineralwasser angießen. Alles noch einmal verrühren. Restliches Kokosöl in einer weiteren Pfanne erhitzen und ¼ der Eiermasse einfüllen. Stocken lassen – die Oberfläche sollte noch feucht sein – und das Omelett anschließend durch Rütteln vom Pfannenboden lösen. ¼ der Pilzmasse in die Mitte geben, das Omelett zusammenklappen und warm stellen.
4 Die restlichen 3 Omeletts ebenso zubereiten und nach Belieben noch mit frischen Kräutern garnieren.

Vorteile für die Faszien

Eier = hochwertiges Eiweiß (Aufbau der Faszien), Vitamin D (straffes Bindegewebe, entzündungshemmend, immunstabilisierend), Lezithin (Zellaufbau)

Mineralwasser = Magnesium (Zellregeneration), Kalzium (straffes Bindegewebe)

Pilze = hochwertiges Eiweiß (Aufbau der Faszien), Vitamin D (straffes Bindegewebe, entzündungshemmend, immunstabilisierend)

Schnittlauch = Eisen (Zellversorgung, für eine optimale Durchblutung), Vitamin C (Aufbau von kollagenem Bindegewebe)

Salate

Die Feldsalat-Vitamin-A-C-D-E-Bombe

Zutaten für 4 Portionen
1 Ei • 200 g Feldsalat • 200 g Chicorée • 1 Kiwi • 1 kleine Zwiebel • 1 rote Paprikaschote • 5 Champignons • 2 EL Leinöl • 2 EL Essig • 1 Prise schwarzer Pfeffer, frisch gemahlen • 1 Prise Chilisalz • 10 Nüsse (keine Erdnüsse)

Zubereitung
1 Das Ei hart kochen. Feldsalat verlesen, waschen und trockenschleudern. Chicorée waschen, putzen und in Streifen schneiden. Kiwi schälen und in Scheiben schneiden. Zwiebel abziehen und in kleine Würfel schneiden. Paprikaschote waschen, putzen und ebenfalls klein würfeln. Pilze putzen und in Scheiben schneiden. Das Ei abschrecken, pellen und ebenfalls in Scheiben schneiden.
2 Für das Dressing Leinöl, Essig, Pfeffer, Chilisalz und 3 Esslöffel Wasser verrühren. Feldsalat, Chicorée sowie Zwiebel- und Paprikawürfel in eine Salatschüssel geben, das Dressing darüberträufeln und alles gut vermengen. Mit den Kiwi- und Eischeiben sowie den Pilzen garnieren und mit den Nüssen bestreut servieren.

Vorteile für die Faszien

Eier = siehe S. 106

Nüsse = siehe S. 102

Obst = siehe S. 102

Pilze = siehe S. 106

Zwiebel = sekundäre Pflanzenstoffe (entzündungshemmend), Allicin (natürliches Antibiotikum)

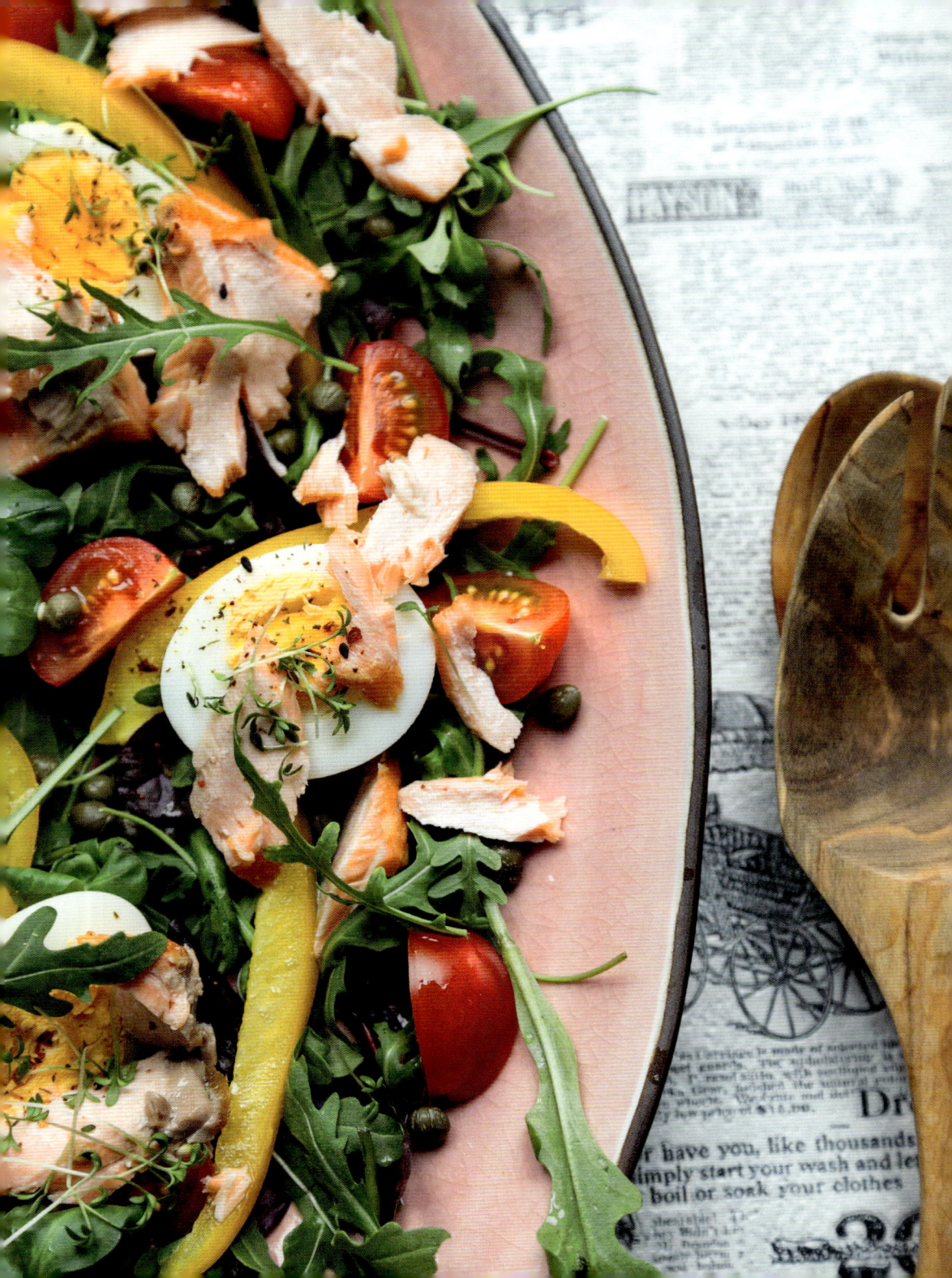

Bunter Salat mit Lachsstreifen

Zutaten für 4 Portionen
Für den Salat: 250 g Kopfsalat • 250 g Rucola • 1 Zwiebel • 100 g gelbe Paprikaschote • 50 g Karotte • 50 g Tomaten • 100 g Salatgurke • 4 Champignons
2 Eier • 1 kleine Ananas • 1 Apfel • 1 Orange • 1 Kiwi • 1 Handvoll Paranüsse
400 g Biolachssteak • Kokosöl zum Braten
Für das Dressing: 2 EL natives Olivenöl extra vergine • 1 EL Leinöl • 4 EL Essig
1 Prise Salz • 1 Prise schwarzer Pfeffer • 1 Prise Chilipulver • 1 TL Senf

Zubereitung
1 Für den Salat Kopfsalat, Rucola und Gemüse waschen, putzen, klein zupfen oder schneiden und mit den geputzten und geschnittenen Champignons in eine Schüssel geben. Die Eier in etwa 10 Minuten hart kochen. Das Obst bei Bedarf waschen, schälen und in kleine Würfel schneiden. Eier abschrecken, etwas abkühlen lassen, pellen und in Scheiben schneiden. Paranüsse hacken.

2 Lachssteak waschen und trockentupfen. Kokosöl in einer Pfanne erhitzen und den Lachs darin unter Wenden anbraten. In der Zwischenzeit die Zutaten für das Dressing in einer Schüssel verrühren.

3 Den Salat mit dem Dressing beträufeln, die Früchte auf dem Salat anrichten und mit den Paranüssen und Eischeiben garnieren. Den Lachs in dünne Scheiben schneiden und auf dem Salat verteilen.

Vorteile für die Faszien

Eier = siehe S. 106

Nüsse = siehe S. 102

Fisch = hochwertiges Eiweiß, DHA und EPA (Aufbau der Faszien), Vitamin D (straffes Bindegewebe, entzündungshemmend, immunstabilisierend), Selen (Zellstoffwechsel), Kupfer (Kollagenaufbau), Jod (wundheilend)

Salat = Vitamin A (Aufbau von Haut und Bindegewebe), Vitamin C (Aufbau von kollagenem Bindegewebe), Wasser (bessere Faszienversorgung mit Flüssigkeit)

Fit-und-aktiv-Salat

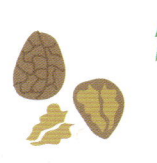
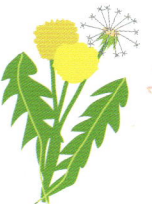

Zutaten für 4 Portionen
100 g Rucola • ½ Kopfsalat • ½ Eisbergsalat • 50 g frischer junger Spinat
50 g junge Löwenzahnblätter • 50 g Pilze (Steinpilze oder Champignons)
Salz • schwarzer Pfeffer, frisch gemahlen • Chilipulver • 25 g Walnüsse
25 ml Leinöl • Saft von 1 Zitrone • 25 g Pinienkerne

Zubereitung
1 Rucola, Kopfsalat, Eisbergsalat, Spinat und Löwenzahn verlesen, waschen, trockenschleudern und bei Bedarf in mundgerechte Stücke zupfen. Pilze putzen und klein schneiden. Alles in eine Schüssel geben und mit Salz, Pfeffer und Chilipulver würzen.

2 Walnüsse grob hacken. Öl und Zitronensaft zu einem Dressing verrühren. Das Dressing über den Salat träufeln und den Fit-und-aktiv-Salat mit Walnüssen und Pinienkernen garniert servieren.

Vorteile für die Faszien

Nüsse = hochwertiges Eiweiß (Aufbau der Faszien), Vitamin E (Zellteilung), Selen (verbesserter Zellstoffwechsel), Omega-3-Fettsäuren (entzündungshemmend, Zellaufbau)

Pilze = hochwertiges Eiweiß (Aufbau der Faszien), Vitamin D (straffes Bindegewebe, entzündungshemmend, immunstabilisierend)

Salat = Vitamin A (Aufbau von Haut und Bindegewebe), Vitamin C (Aufbau von kollagenem Bindegewebe), Wasser (bessere Faszienversorgung mit Flüssigkeit)

Salat mit Kräutern & Safranvinaigrette

Zutaten für 4 Portionen
50 g Rucola • ½ Eisbergsalat • ½ Eichblattsalat • ½ Radicchio • ¼ Winterendivie • 1 Bund Basilikum • 1 Bund Minze • ½ Bund Petersilie • ½ Bund Schnittlauch • 30 g Melissenblätter • 1 Tomate • 1 Zwiebel • 2 EL Kürbiskerne 25 ml Kürbiskernöl • 25 ml Olivenöl • 50 ml Weißweinessig • Saft von 1 Zitrone Chilisalz • 1 Messerspitze Safranfäden

Zubereitung
1 Salat waschen, putzen, trockenschleudern und in mundgerechte Stücke zupfen. Kräuter waschen und trockenschütteln. Blätter abzupfen und grob hacken, Schnittlauch in Röllchen schneiden. Tomate waschen, vom Stielansatz befreien und in dünne Streifen schneiden. Zwiebel abziehen, ebenfalls in dünne Streifen schneiden, in eine kleine Schüssel geben und 10 Minuten ziehen lassen.

2 Salat, Kräuter sowie Tomaten- und Zwiebelstreifen in einer großen Schüssel vermengen. Kürbiskerne ohne Fett anrösten. Kürbiskern- und Olivenöl, Weißweinessig, Zitronensaft und Chilisalz in einer kleinen Schüssel zu einem Dressing verrühren. Die Safranfäden dazumengen. Den Salat mit dem Dressing beträufeln und mit den gerösteten Kürbiskernen garniert servieren.

Vorteile für die Faszien

Petersilie & Schnittlauch = Eisen (Zellversorgung, für eine optimale Durchblutung), Vitamin C (Aufbau von kollagenem Bindegewebe)

Safran = Safranol (beruhigend, schmerzlindernd, entzündungshemmend, fördert die Aufnahme von Sauerstoff in die Körper- und Hautzellen)

Tomate = Lycopin (für einen besseren Stoffwechsel, entzündungshemmend)

Suppen

Hühner- oder Rinderbrühe

Zutaten für 4 Portionen
3–4 Karotten • 2 Scheiben Knollensellerie • 1 Petersilienwurzel • 1 Stange Lauch • 2 kg Markknochen vom Huhn oder Rind (für eine reine Gemüsebrühe Knochen einfach weglassen) • 1–2 TL Salz • 50 g gehackte Petersilie

Zubereitung
1 Karotten, Sellerie, Petersilienwurzel und Lauch waschen und putzen. Mit den Markknochen sowie 3 bis 4 Liter Wasser und Salz in einen großen Topf geben. Die Knochen sollten komplett mit Wasser bedeckt sein. Zum Kochen bringen und zugedeckt 2 bis 3 Stunden köcheln lassen.

2 Aus den weichen Knochen das Knochenmark herausschaben und in die Brühe geben. Vor dem Servieren mit frisch gehackter Petersilie bestreuen.

Vorteile für die Faszien

Knochen & Knochenmark = Chondroitin (verbesserte Beweglichkeit der Gelenke, Erhalt der Knorpelsubstanz, da es fester Bestandteil des Knorpels ist), Glucosamin (ist Bestandteil des Bindegewebes, des Knorpels und der Gelenkflüssigkeit), Prolin (Aufbau des kollagenen Bindegewebes und der Faszien), Zink (Gewebeaufbau, abwehrstärkend, wundheilend)

Gemüse = Vitamin C (Aufbau von kollagenem Bindegewebe), Vitamin A (Aufbau von Haut und Bindegewebe), sekundäre Pflanzenstoffe (entzündungshemmend)

Petersilie = Eisen (Zellversorgung, für eine optimale Durchblutung), Vitamin C (Aufbau von kollagenem Bindegewebe)

Karotten-Kokos-Suppe mit Ingwer

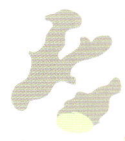

Zutaten für 4 Portionen
1 Zwiebel • 1 Schalotte • 1 Knoblauchzehe • ca. 5 cm frische Ingwer- oder Galgantwurzel • 1 kg Karotten • 1 EL Olivenöl • 500 ml selbst gemachte Gemüsebrühe • 500 ml selbst gemachte Hühner- oder Rinderbrühe (siehe S. 112) 150 ml Kokosmilch • Salz

Zubereitung
1 Zwiebel, Schalotte und Knoblauch abziehen. Ingwer oder Galgant schälen. Alles in kleine Würfel schneiden. Karotten waschen, putzen und in dünne Scheiben schneiden.

2 Olivenöl in einem Topf erhitzen und Zwiebel-, Schalotten-, Knoblauch- sowie Ingwer- oder Galgantwürfel darin andünsten. Karottenscheiben dazugeben und kurz mit anbraten. Mit Gemüse- und Hühner- oder Rinderbrühe auffüllen und 15 Minuten kochen lassen.

3 Den Topf vom Herd nehmen und die Suppe mit einem Stabmixer pürieren. Kokosmilch hinzufügen, mit Salz abschmecken und die Suppe noch einmal kurz aufkochen lassen.

Vorteile für die Faszien

Gemüse = Vitamin C (Aufbau von kollagenem Bindegewebe), Vitamin A (Aufbau von Haut und Bindegewebe), sekundäre Pflanzenstoffe (entzündungshemmend)

Hühnerbrühe = Zink (Gewebeaufbau, abwehrstärkend, wundheilend)

Ingwer/Galgant = Vitamin C (Aufbau von kollagenem Bindegewebe), Gingerol (entzündungshemmend), Allicin (natürliches Antibiotikum), Vitamin C (bindegewebsstabilisierend, abwehrstärkend)

Zwiebel, Schalotte, Knoblauch = sekundäre Pflanzenstoffe (entzündungshemmend), Allicin (natürliches Antibiotikum)

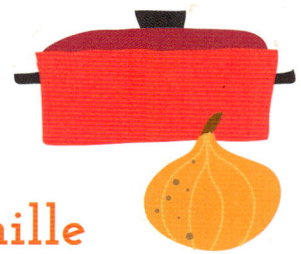

Kürbis-Curry-Suppe mit Vanille

Zutaten für 4 Portionen
1 Hokkaidokürbis • ½ Zwiebel • 1 Vanilleschote • 1 getrocknete Chilischote
1 kleiner Zweig Rosmarin • Albaöl oder Kokosöl zum Braten • Kreuzkümmel
Currypulver • Muskatnuss, frisch gerieben • 1 l selbst gemachter Gemüsefond
200 ml Mandelmilch • Salz • Pfeffer

Zubereitung
1 Kürbis waschen und halbieren. Stielansatz und Kerne entfernen, Fruchtfleisch grob würfeln. Zwiebel abziehen und klein würfeln. Vanilleschote längs aufschlitzen, das Mark herauskratzen. Beides aufbewahren. Chilischote hacken. Rosmarin waschen und trockenschütteln. Etwas Öl in einem Topf erhitzen und Kürbis sowie Zwiebel darin anbraten. Vanillemark und -schote dazugeben und kurz mitdünsten. Das Gemüse mit Kreuzkümmel, Curry, Chili und Muskatnuss würzen. Alles gut miteinander vermengen und mit Gemüsefond ablöschen. Den Rosmarinzweig hinzufügen. Die Suppe knapp 30 Minuten köcheln lassen.

2 Den Topf vom Herd nehmen, Rosmarin und Vanilleschote entfernen und Mandelmilch angießen. Die Suppe mit einem Stabmixer pürieren und mit Salz und Pfeffer abschmecken.

Vorteile für die Faszien

Chili = Piperin, Capsaicin (durchblutungsfördernd, schmerzlindernd, verbessern die Aufnahme von Vitaminen und Mineralien aus Lebensmitteln)

Curry = Curcumin (entzündungshemmend, hilft bei der Aktivierung der körpereigenen Kollagensynthese); die Kombination mit Pfeffer erhöht die Wirkung von Curcumin deutlich

Hokkaidokürbis = Vitamin A, Beta-Karotin (Aufbau von Haut und Schleimhaut)

Muskatnuss = Myristicin, Eugenol (entzündungshemmend)

Rosmarin = Camosol (entzündungshemmend, verbesserter Sauerstofftransport, gegen vorzeitige Hautalterung und Zellulite)

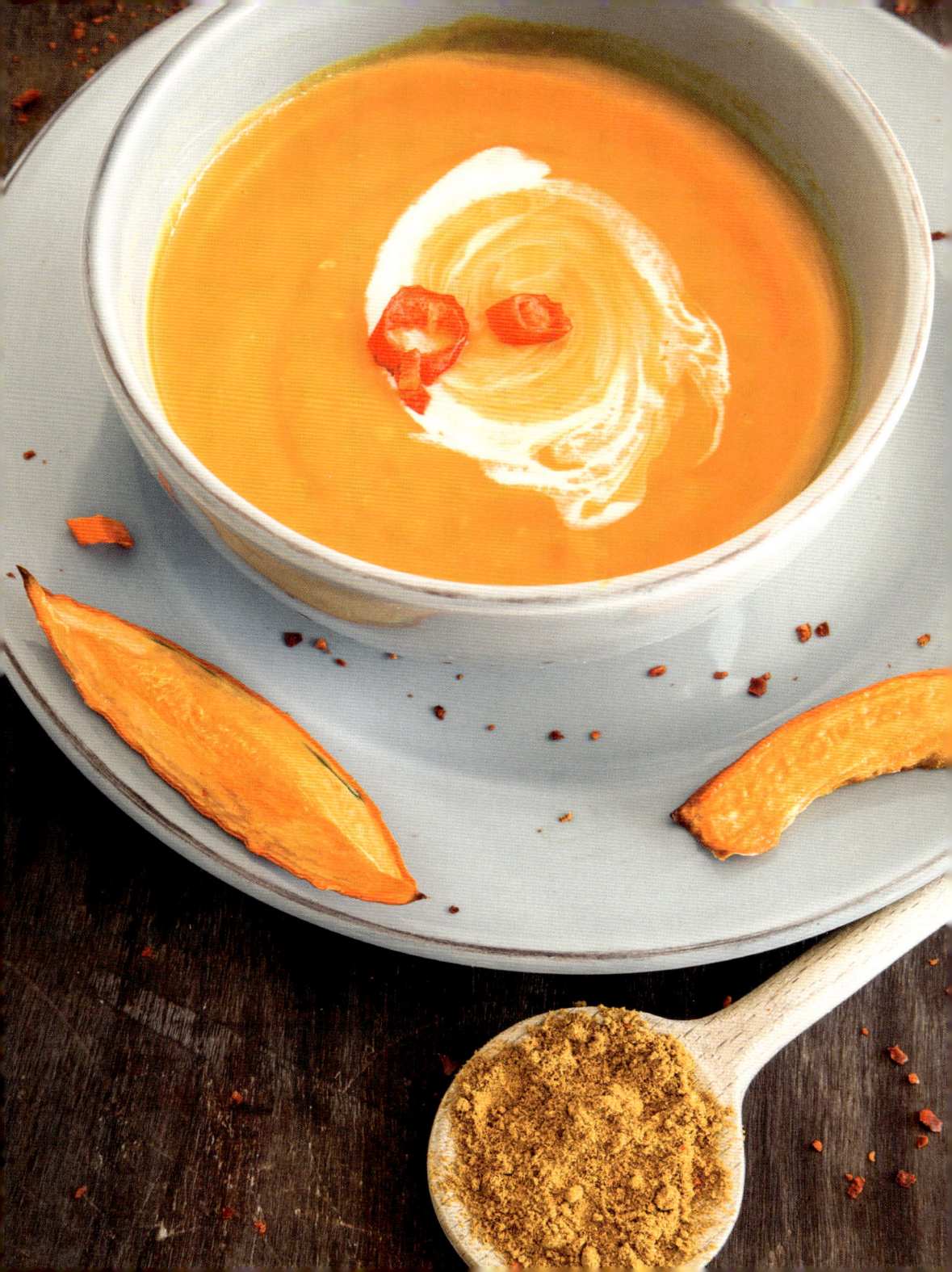

Milchsaures Gemüse

Um eine gute probiotische (siehe S. 95ff.) Versorgung des Körpers zu gewährleisten und den Verzehr von Milchprodukten zu vermeiden, ist milchsaures Gemüse ideal. Da bei der Milchsäuregärung die Nahrungsmittel ihre Nähr- und Vitalstoffe behalten, eignet sich milchsaures Gemüse vor allem auch zur Vitaminversorgung im Winter. Die Herstellung von milchsaurem Gemüse ist das natürlichste Verfahren zur Haltbarmachung von Lebensmitteln überhaupt. Bei diesem Gärprozess verwandeln Milchsäurebakterien Kohlenhydrate in Milchsäure. Und, wie gesagt: Vitamine und Mineralstoffe bleiben erhalten bzw. entstehen sogar neu, wie das beim Vitamin B12 der Fall ist. Ein ungeheurer Vorteil für Veganer, die aufgrund ihrer Ernährungsweise häufig einen Mangel an Vitamin B12 aufweisen. Vitamin B12 wird jedoch zur Blutbildung benötigt. Da milchsaures Gemüse darüber hinaus basisch ist, wirkt es sich auch positiv auf den Säure-Basen-Haushalt des Körpers aus. Bei dieser Konservierungsart wird das Gemüse mit wenig Salz und vor allem ohne Zucker in einem speziellen Gärtopf eingelegt. Dieser ist mit

Vorteile für die Faszien

Gemüse = siehe S. 112

Kohl = Kalzium (straffes Bindegewebe, zellstoffwechselfördernd), Vitamin C (Aufbau von kollagenem Bindegewebe), Indole, Isothiocyanate (entzündungshemmend)

Meerrettich = Vitamin C (Aufbau von kollagenem Bindegewebe), ätherische Öle (entzündungshemmend), Kalium (für eine ideale Versorgung der Nerven und der Faszien)

Probiotika = haben positive Auswirkungen auf die gesamte Darmflora, aktivieren Abwehrzellen und stärken dadurch das Immunsystem

Zwiebel, Schalotte, Knoblauch = siehe S. 113

einem Fassungsvermögen von 5 bis 30 Liter im Handel erhältlich. Das Salz schützt das Gemüse vor Fäulnis, bis die Milchsäuregärung abgeschlossen ist. Das bekannteste milchsaure Gemüse ist sicherlich das Sauerkraut. Seine Gärung kann beschleunigt werden, wenn Sie eine Tasse Sauerkrautsaft dazugeben.

Milchsaures Allerlei

Zutaten für einen 5-l-Gärtopf
ca. 40 g Meersalz • 3 kg gemischtes Gemüse, z. B. Karotten, Blumenkohl, kleine Gurken, Zwiebeln, feste oder halbreife Tomaten • 4 Knoblauchzehen
ca. 20 cm frischer Meerrettich • je 1½ EL getrocknete Dillspitzen und getrockneter Estragon • 2 Lorbeerblätter • 1 EL Senfkörner • 1 kg Weißkohl

Zubereitung
1 1½ Liter Wasser mit Meersalz aufkochen und vollständig abkühlen lassen.
2 In der Zwischenzeit das Gemüse waschen und putzen bzw. abziehen und klein schneiden. Knoblauch abziehen. Meerrettich schälen und in Scheiben schneiden. Alles in eine Schüssel geben und mit Dill, Estragon, Lorbeer und Senfkörnern vermengen.
3 Weißkohl in einzelne Blätter teilen, waschen und trockenschütteln. Den Gärtopf damit auslegen, dabei einige Blätter zum Bedecken zurückbehalten. Das Gemüse schichtweise einfüllen, bis der Topf etwa ¾ voll ist. Mit dem abgekühlten Salzwasser übergießen, mit den restlichen Weißkohlblättern bedecken, ein Holzbrettchen darauflegen, dieses mit Steinen o. Ä. beschweren und das Gefäß luftdicht verschließen. Das Wasser muss 1 bis 2 Zentimeter über dem Brettchen stehen (hin und wieder kontrollieren).
4 Den Topf etwa 14 Tage bei Zimmertemperatur stehen lassen und anschließend an einen kühlen Ort stellen, z. B. in den Keller. Sobald die Gärung in Gang kommt, entweichen Gase. Gegen Ende der Gärung lässt das Blubbern an Intensität nach. Das erste Gemüse kann nach rund 6 Wochen verzehrt werden.

Hauptgerichte

Waldpilzpfanne mit Kräutern

Zutaten für 4 Portionen
200 g Steinpilze • 100 g Austernpilze • 100 g Shiitake-Pilze oder Champignons • 4 Schalotten • 1 Bund Schnittlauch • 30 g Petersilie • 30 ml Albaöl oder 30 g Kokosöl • Salz • schwarzer Pfeffer, frisch gemahlen

Zubereitung
1 Pilze gründlich putzen, am besten mit einem Pinsel reinigen oder mit einem Küchentuch abreiben. Bei Bedarf in Stücke bzw. dickere Scheiben schneiden. Schalotten abziehen und klein schneiden. Schnittlauch und Petersilie waschen und trockenschütteln. Schnittlauch in etwa 1 Zentimeter lange Stücke schneiden, Petersilie grob hacken.

2 Das Öl in einer Pfanne erhitzen und die Schalotten darin glasig dünsten. Mit Salz und Pfeffer würzen und die Pilze dazugeben. 20 Minuten bei geringer Hitze garen, mit Schnittlauch und Petersilie bestreuen und warm servieren.

Vorteile für die Faszien

Pilze = Vitamin D (knochen- und abwehrstärkend, fördert eine gesunde Entzündungsreaktion)

Schnittlauch & Petersilie = Vitamin C, Eisen (für eine optimale Durchblutung)

Hähnchen in Salbeimarinade

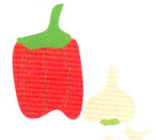

Zutaten für 4 Portionen
50 g rote Paprikaschote • 50 g Karotten • 50 g Brokkoli • 2 Zwiebeln
4 Knoblauchzehen • 8 Stängel Salbei • 4 Hähnchenbrustfilets • 40 g Salz
40 g Kokosöl

Zubereitung
1 Paprika, Karotten und Brokkoli waschen und putzen. Zwiebeln abziehen. Das Gemüse klein schneiden und 10 Minuten ruhen lassen.
2 Knoblauch abziehen und mit einem Messer andrücken. Salbei waschen. Hähnchenbrustfilets ebenfalls waschen. 1 Liter Wasser in einen Topf geben und das Salz darin auflösen. Salbei, Knoblauch und Hähnchenbrustfilets dazugeben und etwa 15 Minuten ziehen lassen. Anschließend durch ein Sieb abgießen und Fleisch, Salbei sowie Knoblauch mit Küchenpapier trockentupfen.
3 Kokosöl in einer großen Pfanne erhitzen und Paprika, Karotten, Brokkoli und Zwiebeln darin anbraten. Herausnehmen und im Backofen warm stellen.
4 Nun die Hähnchenbrustfilets 5 Minuten in der Pfanne braten. Salbei und Knoblauch dazugeben, die Filets wenden und weitere 5 Minuten goldbraun braten. Die Hitze reduzieren und das Fleisch zugedeckt 4 Minuten garen lassen. Die Pfanne vom Herd nehmen und das Fleisch noch einmal 2 Minuten zugedeckt ziehen lassen. Fleisch, Salbei und Knoblauch auf Tellern anrichten, mit Bratenfond beträufeln und mit dem Gemüse aus dem Ofen servieren.

Vorteile für die Faszien

Gemüse = siehe S. 112

Salbei = ätherische Öle, Flavonoide, Gerbstoffe (entzündungshemmend)

Zwiebel, Knoblauch = sekundäre Pflanzenstoffe (entzündungshemmend), Allicin (natürliches Antibiotikum)

Rote Gemüsepfanne mit Ei

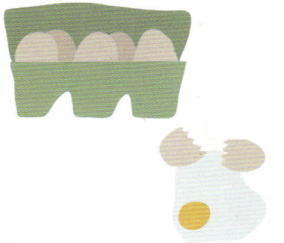

Zutaten für 4 Portionen
200 g Topinambur • 500 g Rote Beten • 300 g Süßkartoffeln • 200 g rote Paprikaschoten • 1 Zwiebel • 2 EL Albaöl • 4 Bio-Eier • Salz • schwarzer Pfeffer, frisch gemahlen • Chilipulver • 3 TL Thymianblättchen • 3 TL klein geschnittene Petersilie

Zubereitung
1 Topinambur gründlich abbürsten, schälen und in Stücke schneiden. Rote Beten und Süßkartoffeln schälen – dabei am besten Einmalhandschuhe anziehen, da Rote Bete stark färbt – und in Würfel schneiden. In einen Dampfgarer geben und in 30 bis 40 Minuten – je nach Größe und gewünschter Konsistenz – gar dämpfen.
2 In der Zwischenzeit Paprika waschen, putzen und klein schneiden. Zwiebel abziehen, klein schneiden und 5 bis 10 Minuten ziehen lassen.
3 Albaöl in einer Pfanne erhitzen und die Zwiebelstücke 4 bis 5 Minuten darin dünsten. Topinambur, Rote Beten, Süßkartoffeln und Paprikastücke dazugeben und kurz mitdünsten.
4 Eier verquirlen und über das Gemüse in die Pfanne geben. Stocken lassen. Mit Salz, Pfeffer und Chili würzen und mit Thymian und Petersilie bestreut servieren.

Vorteile für die Faszien

Chili = Piperin, Capsaicin (durchblutungsfördernd, schmerzlindernd, verbessern die Aufnahme von Vitaminen und Mineralien aus Lebensmitteln)

Thymian = Thymol, Carvacrol (entzündungshemmend, antibakteriell)

Topinambur = Vitamin A (Aufbau von Haut und Bindegewebe), Vitamin C (Aufbau von kollagenem Bindegewebe), Zink (Gewebeaufbau, abwehrstärkend, wundheilend), Silizium (produziert kollagene Fasern, verleiht den Faszien ihre mechanischen Eigenschaften und verlangsamt den Alterungsprozess)

Gebratener Grünkohl mit Garnelen

Zutaten für 4 Portionen
2 EL Sesamsamen • 400 g Grünkohl • 200 g küchenfertige Garnelen
1 Knoblauchzehe oder 1 Zwiebel, je nach Geschmack • 2 EL Albaöl oder Kokosöl • 150 ml selbst gemachte Gemüsebrühe • schwarzer Pfeffer, frisch gemahlen • 2 TL geröstetes Sesamöl

Zubereitung
1 Sesamsamen in einer kleinen Pfanne ohne Fett rösten, bis sie duften. Grünkohl von den dicken Stielen zupfen, gründlich waschen und trockenschütteln. Garnelen waschen und trockentupfen. Knoblauch oder Zwiebel abziehen, fein hacken und 10 Minuten ziehen lassen.

2 In der Zwischenzeit Alba- oder Kokosöl in einer großen Pfanne erhitzen und den Grünkohl 5 Minuten darin braten. Anschließend die Garnelen dazugeben und mitbraten, dabei ab und zu umrühren. Nach 3 Minuten Knoblauch oder Zwiebelstücke hinzufügen. Brühe mit Pfeffer abschmecken und zum Grünkohl geben; erhitzen, aber nicht mehr kochen lassen. Mit den Sesamsamen bestreut und mit Sesamöl beträufelt servieren.

Vorteile für die Faszien

Garnelen = hochwertiges Eiweiß (Aufbau der Faszien), mehrfach ungesättigte Fettsäuren DHA und EPA (Aufbau der Faszien), Vitamin D (straffes Bindegewebe, entzündungshemmend, immunstabilisierend), Selen (Antioxidans, entgiftend, abwehrstärkend), Kupfer (für die Kollagenbildung), Jod (optimaler Fettstoffwechsel, wundheilend)

Grünkohl = Kalzium (straffes Bindegewebe, zellstoffwechselfördernd), Vitamin C (Aufbau von kollagenem Bindegewebe), Indole, Isothiocyanate (entzündungshemmend)

Sesam = Kalzium (straffes Bindegewebe, zellstoffwechselfördernd)

Rindfleisch mit asiatischem Gemüse

Zutaten für 4 Portionen
500 g Rindfleisch • 1 rote Zwiebel • 1 gelbe Paprikaschote • 200 g Brokkoli
2–3 Steinpilze • 20 Paranüsse • 1 Bund Schnittlauch • 2 EL Kokosöl • 1 Dose
Kokosmilch (400 ml) • schwarzer Pfeffer, frisch gemahlen • Chilisalz

Zubereitung
1 Rindfleisch waschen, trockentupfen und in 4 Scheiben schneiden. Zwiebel abziehen und in feine Scheiben schneiden. Paprika waschen, putzen und würfeln. Brokkoli waschen, putzen und in kleine Röschen teilen. Steinpilze putzen und klein schneiden. Paranüsse hacken. Schnittlauch waschen, trockenschütteln und in Röllchen schneiden.

2 Eine Pfanne bei mittlerer Hitze heiß werden lassen und das Kokosöl darin zerlassen. Das Rindfleisch im Öl auf beiden Seiten braun anbraten und je nach gewünschtem Gargrad weiterbraten. Aus der Pfanne nehmen und abgedeckt beiseitestellen.

3 Zwiebelscheiben, Paprika, Brokkoli und Steinpilze in die Pfanne geben und etwa 5 Minuten braten. Kokosmilch dazugeben, verrühren und 2 Minuten lang miterhitzen. Mit Pfeffer und Chilisalz abschmecken. Das Rindfleisch auf dem Gemüse anrichten und mit Paranüssen sowie Schnittlauch bestreut servieren.

Vorteile für die Faszien

Fleisch = hochwertiges Eiweiß (Aufbau der Faszien), Eisen (Zellversorgung, für eine optimale Durchblutung)

Gemüse = Vitamin C (Aufbau von kollagenem Bindegewebe), Vitamin A (Aufbau von Haut und Bindegewebe), sekundäre Pflanzenstoffe (entzündungshemmend)

Nüsse = hochwertiges Eiweiß (Aufbau der Faszien), Vitamin E (Zellteilung), Selen (verbesserter Zellstoffwechsel), Omega-3-Fettsäuren (entzündungshemmend, Zellaufbau)

Pilze = hochwertiges Eiweiß (Aufbau der Faszien), Vitamin D (straffes Bindegewebe, entzündungshemmend, abwehrstärkend)

Gemüsenudeln mit Pilzen

Zutaten für 4 Portionen
250 g Champignons • 250 g Steinpilze • 1 Zwiebel • 1 großer Rettich • 1 große Karotte • 2 Zucchini • 30 g Kokosöl oder 30 ml Albaöl • Salz • schwarzer Pfeffer, frisch gemahlen

Zubereitung
1 Champignons putzen und halbieren. Steinpilze putzen und klein schneiden. Zwiebel abziehen und ebenfalls klein schneiden. Rettich, Karotte und Zucchini waschen, putzen und mit einem Spiralschneider in Streifen ziehen.

2 Die Hälfte des Öls in einer Pfanne erhitzen und die Gemüsestreifen etwa 10 Minuten bei mittlerer Hitze darin garen. Das Gemüse sollte noch »Biss« haben. Mit Salz und Pfeffer würzen, warm stellen.

3 Das restliche Öl in einer zweiten Pfanne erhitzen und die Zwiebelstücke kurz darin anschwitzen. Die Pilze dazugeben und etwa 10 Minuten bei mittlerer Hitze mitdünsten. Mit Salz und Pfeffer würzen. Die Pilze mit den Gemüsenudeln anrichten und nach Belieben mit frischen Kräutern bestreut servieren.

Vorteile für die Faszien

Gemüse = Vitamin C (Aufbau von kollagenem Bindegewebe), Vitamin A (Aufbau von Haut und Bindegewebe), sekundäre Pflanzenstoffe (entzündungshemmend)

Pilze = hochwertiges Eiweiß (Aufbau der Faszien), Vitamin D (straffes Bindegewebe, entzündungshemmend, abwehrstärkend)

Zwiebel = sekundäre Pflanzenstoffe (entzündungshemmend), Allicin (natürliches Antibiotikum)

Pute mit Aubergine und Artischocke

Zutaten für 4 Portionen

1 Knoblauchzehe • 200 g Putensteaks • 80 g Zucchini • 80 g Aubergine
120 g Avocado • 5 kleine Artischocken aus dem Glas • Kokos- oder Albaöl
zum Braten • 150 g Tomaten aus der Dose (ohne Zuckerzusatz und Geschmacksverstärker) • Chilipulver • Salz • schwarzer Pfeffer, frisch gemahlen

Zubereitung

1 Knoblauch abziehen und durch die Presse drücken. Putensteaks waschen, trockentupfen und in mundgerechte Stücke schneiden. Zucchini und Aubergine waschen, putzen und würfeln. Avocado halbieren und entkernen. Das Fruchtfleisch aus der Schale lösen und ebenfalls würfeln. Artischocken in ein Sieb geben und abtropfen lassen.

2 Öl in einer Pfanne erhitzen und den Knoblauch darin andünsten. Das Fleisch dazugeben und anbraten. Zucchini- und Auberginenwürfel ebenfalls dazugeben und mitdünsten. Mit den Tomaten aus der Dose ablöschen, bei Bedarf noch etwas Wasser hinzufügen. Mit Chili, Salz und Pfeffer würzen. Die Fleisch-Gemüse-Mischung auf Tellern verteilen und mit den Avocadowürfeln sowie den Artischocken garniert servieren.

Vorteile für die Faszien

Artischocken = Bitterstoffe (entzündungshemmend, durchblutungsfördernd), sekundäre Pflanzenstoffe (entzündungshemmend)

Aubergine = sekundäre Pflanzenstoffe wie beispielsweise Terpene (entzündungshemmend)

Avocado = Omega-3-Fettsäure (entzündungshemmend), Vitamin A (Aufbau von Haut und Bindegewebe), Vitamin E (Zellteilung)

Fleisch = hochwertiges Eiweiß (Aufbau der Faszien), Eisen (Zellversorgung, für eine optimale Durchblutung)

Shrimpsspieße mit Avocado

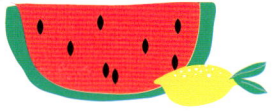

Zutaten für 4 Portionen

Für die Marinade: 1 rote Chilischote • 1 Knoblauchzehe • 1 kleines Stück frische Ingwerwurzel • 1 Bund Minze • 250 ml Kokosmilch • 5 EL Zitronensaft
Für die Shrimpsspieße: 30 küchenfertige Shrimps • 1 Avocado
300 g Wassermelone • 1 EL Kokos- oder Albaöl

Zubereitung

1 Für die Marinade Chilischote waschen, putzen und in kleine Ringe schneiden. Knoblauch abziehen, Ingwer schälen; beides grob würfeln und etwa 10 Minuten ziehen lassen. Minze waschen und trockenschütteln. Blätter abzupfen und grob hacken. Chili, Knoblauch, Ingwer und Minze mit Kokosmilch und Zitronensaft in ein hohes Gefäß geben und mit dem Stabmixer zu einer Marinade pürieren.
2 Shrimps waschen und trockentupfen. In eine Schüssel geben, mit der Marinade bedecken und etwa 1 Stunde im Kühlschrank ziehen lassen.
3 Avocado halbieren und entkernen. Das Fruchtfleisch aus der Schale lösen und würfeln. Wassermelone entkernen und in etwa 2 Zentimeter große Würfel schneiden. Die Shrimps aus der Marinade nehmen und mit den Avocado- und Wassermelonenwürfeln abwechselnd auf Spieße stecken. Kokos- oder Albaöl in einer Pfanne erhitzen und die Spieße darin 6 bis 8 Minuten braten.

Vorteile für die Faszien

Avocado = Omega-3-Fettsäure (entzündungshemmend), Vitamin A (Aufbau von Haut und Bindegewebe), Vitamin E (Zellteilung)

Chili = siehe S. 114

Ingwer/Galgant = siehe S. 113

Shrimps = hochwertiges Eiweiß (Aufbau der Faszien), mehrfach ungesättigte Fettsäuren DHA und EPA (Aufbau der Faszien), Vitamin D (straffes Bindegewebe, entzündungshemmend, abwehrstärkend), Selen (Antioxidans, entgiftend, abwehrstärkend), Kupfer (für die Kollagenbildung), Jod (optimaler Fettstoffwechsel, wundheilend)

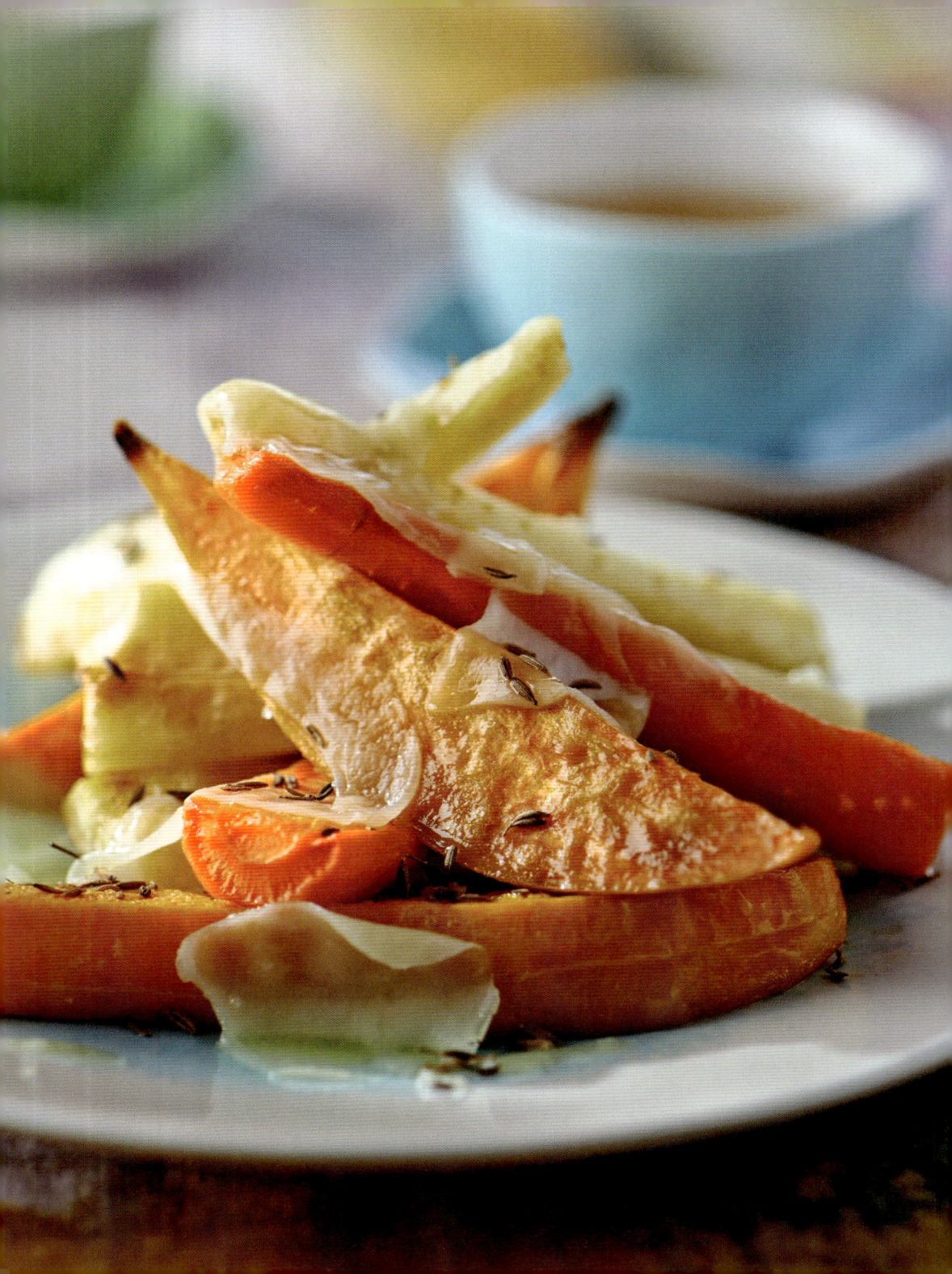

Süßkartoffeln mit Pastinaken

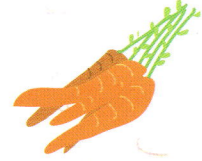

Zutaten für 4 Portionen
Für die Süßkartoffeln: 150 g Karotten • 150 g Pastinaken • 150 g Petersilienwurzeln • 200 g Süßkartoffeln • 150 g Topinambur • 150 g Knollensellerie ½ Fenchelknolle • 1 Zweig Rosmarin • 200 ml selbst gemachte Gemüsebrühe 3 EL Olivenöl • 1 EL Honig
Für den Dip: 3 EL Sesampaste (Tahini) • 5 EL Mandelmilch • Salz • schwarzer Pfeffer, frisch gemahlen • 1 EL Zitronensaft, frisch gepresst

Zubereitung
1 Für die Süßkartoffeln den Backofen auf 190 °C vorheizen. Karotten, Pastinaken und Petersilienwurzeln putzen, schälen, vierteln und in 4 Zentimeter lange Stücke schneiden. Süßkartoffeln, Topinambur, Sellerie und Fenchel putzen, schälen und in Würfel schneiden. Rosmarin waschen und trockenschütteln.
2 Das Gemüse mit dem Rosmarin in eine feuerfeste Form geben. Gemüsebrühe angießen und zugedeckt etwa 30 Minuten im Ofen garen. Olivenöl und Honig verrühren und die Mischung nach 30 Minuten Garzeit über das Gemüse gießen. Weitere 20 Minuten im Ofen garen, bis das Gemüse leicht gebräunt ist.
3 Für den Dip Sesampaste mit Mandelmilch glatt rühren und mit Salz, Pfeffer und Zitronensaft würzen. Den Dip zum Gemüse servieren.

Vorteile für die Faszien

Gemüse = siehe S. 123

Rosmarin = Camosol (entzündungshemmend, verbesserter Sauerstofftransport in den Hautzellen, gegen vorzeitige Hautalterung und Zellulite)

Topinambur = Vitamin A (Aufbau von Haut und Bindegewebe), Vitamin C (Aufbau von kollagenem Bindegewebe), Zink (Gewebeaufbau, abwehrstärkend, wundheilend), Silizium (produziert kollagene Fasern, verleiht den Faszien ihre mechanischen Eigenschaften, verlangsamt den Alterungsprozess)

Desserts

Bananen-Granatapfel-Fruchtcreme

Zutaten für 4 Portionen
200 g Granatapfelkerne • 2 kleine Bananen • 1 Orange • 30 g getrocknete Gojibeeren • 2 TL gemahlener Zimt

Zubereitung
1 50 Gramm Granatapfelkerne beiseitestellen. Bananen und Orange schälen – die Orange so, dass die weiße Haut mit entfernt wird – und klein schneiden.
2 Mit den restlichen Granatapfelkernen, den Gojibeeren und 250 Milliliter Wasser in den Hochleistungsmixer geben und zu einer fruchtigen Creme mixen.
3 Die beiseitegestellten Granatapfelkerne unterrühren und die Creme 45 bis 60 Minuten kalt stellen. Anschließend auf Dessertschalen verteilen und mit dem gemahlenen Zimt bestäubt servieren.

Vorteile für die Faszien

Ceylon-Zimt = siehe S. 131

Gojibeeren = hochwertiges Eiweiß (Aufbau der Faszien), Vitamin C (Aufbau von kollagenem Bindegewebe), Vitamin A (Aufbau von Haut und Bindegewebe), Eisen (durchblutungsfördernd)

Granatapfelkerne = entzündungshemmend

Obst = Vitamin A (Aufbau von Haut und Bindegewebe), Vitamin C (Aufbau von kollagenem Bindegewebe), Wasser (bessere Faszienversorgung mit Flüssigkeit), Kalium, Magnesium (für eine ideale Versorgung der Nerven und der Faszien sowie zur Zellregeneration)

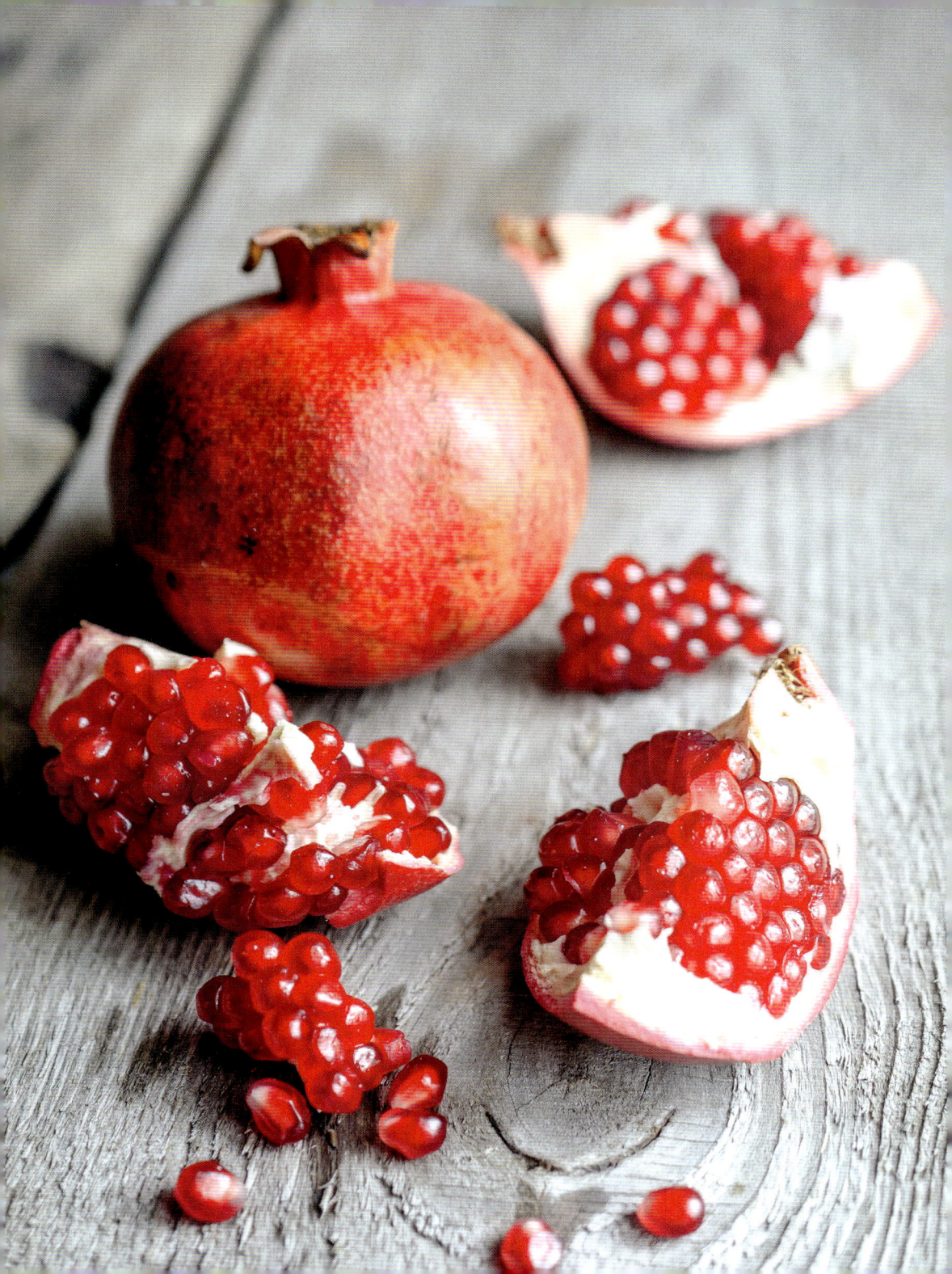

Schoko-Bananen-Becher mit Buchweizen

Zutaten für 4 Portionen
1 reife Banane • 1 TL Kakaopulver (mind. 70 % Kakaoanteil) • 1 TL Biohonig
200 g Buchweizenkeimlinge

Zubereitung
Banane schälen und in einer Schüssel mit einer Gabel zerdrücken. Kakaopulver, Biohonig und Buchweizenkeimlinge dazugeben und mit 50 bis 100 Milliliter warmem Wasser – je nach gewünschter Konsistenz – gut vermengen.

Tipp: Sie können den Schoko-Bananen-Becher mit Buchweizen nicht nur als Dessert, sondern auch zum Frühstück oder als Zwischenmahlzeit servieren.

Vorteile für die Faszien

Buchweizen = Flavonoide (durchblutungsfördernd, entzündungshemmend)

Kakao = Katechine, Polyphenole (entzündungshemmend), CocoHeal (fördert das Wachstum der Hautzellen, unterstützt die Wundheilung, repariert Hautschäden und beugt der Faltenbildung vor)

Obst = Vitamin A (Aufbau von Haut und Bindegewebe), Vitamin C (Aufbau von kollagenem Bindegewebe), Wasser (bessere Faszienversorgung mit Flüssigkeit), Kalium, Magnesium (für eine ideale Versorgung der Nerven und der Faszien sowie zur Zellregeneration)

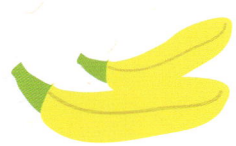

»Granat-Apfel«-Fruchtsalat

Zutaten für 4 Portionen
4 Orangen • 2 Scheiben Ananas • 1 Kiwi • 1 grüner Apfel, z. B. Granny Smith
1 Granatapfel • 1 Handvoll Minzeblätter • 80 g Walnüsse • 1 EL Walnussöl
1 TL Zitronensaft • 2 TL Leinsamen • 1 TL gemahlener Ceylon-Zimt

Zubereitung
1 Orangen, Ananas und Kiwi schälen – die Orangen so, dass auch die weiße Haut entfernt wird. Apfel waschen, vierteln und vom Kerngehäuse befreien. Alles in kleine Stücke schneiden und in eine Schüssel geben. Granatapfel halbieren und die Kerne herauslösen; dazu am besten Einmalhandschuhe anziehen, da die Kerne stark färben. Mit der Minze zum Obst in die Schüssel geben. Walnüsse klein hacken und unter den Fruchtsalat mengen.

2 Walnussöl und Zitronensaft verrühren und über den Fruchtsalat träufeln. Mit Leinsamen bestreut und mit Zimt bestäubt servieren.

Tipp: Zu diesem herrlich frischen Fruchtsalat passt ein Stück Schokolade mit einem Kakaoanteil von 70 bis 80 Prozent ideal.

Vorteile für die Faszien

Ceylon-Zimt = Zymtaldehyd (blutzuckerstabilisierend, entzündungshemmend), Zink (fördert den Heilungsprozess), ätherische Öle (antibakteriell)

Granatapfelkerne = entzündungshemmend

Nüsse = hochwertiges Eiweiß (Aufbau der Faszien), Vitamin E (Zellteilung), Selen (verbesserter Zellstoffwechsel), Omega-3-Fettsäuren (entzündungshemmend, Zellaufbau)

Obst = Vitamin A (Aufbau von Haut und Bindegewebe), Vitamin C (Aufbau von kollagenem Bindegewebe), Wasser (bessere Faszienversorgung mit Flüssigkeit), Kalium, Magnesium (für eine ideale Versorgung der Nerven und der Faszien sowie zur Zellregeneration)

Schokoladenpudding mit Zimt

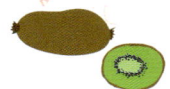

Zutaten für 4 Portionen
2 EL Gelatinepulver • 400 ml Kokosmilch • 2 EL Honig • 2 TL gemahlener Ceylon-Zimt • 2 TL Vanillemark oder Vanilleextrakt • 40 g Schokolade (mind. 70 % Kakaoanteil) • 2 Papayas; alternativ können auch Kiwis, Ananas oder 1 Orange verwendet werden • 50 g gemahlene Haselnüsse

Zubereitung
1 Gelatine in 50 Milliliter kalter Kokosmilch auflösen. Restliche Kokosmilch mit Honig, Ceylon-Zimt und Vanille in einen Topf geben und aufkochen. Sobald die Mischung kocht, die Schokolade in kleinen Stückchen dazugeben und mit einem Schneebesen gut verrühren. Die Gelatine zur Schokomasse geben und unterrühren. Den Pudding auf Dessertschalen verteilen und mindestens 4 Stunden im Kühlschrank kalt stellen.

2 Papayas schälen und in Scheiben schneiden. Den Pudding mit den Früchten garnieren und mit den gemahlenen Nüssen sowie nach Belieben noch mit etwas Ceylon-Zimt bestäubt servieren.

Vorteile für die Faszien

Ceylon-Zimt = Zymtaldehyd (blutzuckerstabilisierend, entzündungshemmend), Zink (fördert den Heilungsprozess), ätherische Öle (antibakteriell)

Kakao = Katechine, Polyphenole (entzündungshemmend), CocoHeal (fördert das Wachstum der Hautzellen, unterstützt die Wundheilung, repariert Hautschäden und beugt der Faltenbildung vor)

Nüsse = hochwertiges Eiweiß (Aufbau der Faszien), Vitamin E (Zellteilung), Selen (verbesserter Zellstoffwechsel), Omega-3-Fettsäuren (entzündungshemmend, Zellaufbau)

Obst = Vitamin A (Aufbau von Haut und Bindegewebe), Vitamin C (Aufbau von kollagenem Bindegewebe), Wasser (bessere Faszienversorgung mit Flüssigkeit), Kalium, Magnesium (für eine ideale Versorgung der Nerven und der Faszien sowie zur Zellregeneration)

Bananen-Chia-Pudding

Zutaten für 4 Portionen
2 reife Bananen • 150 ml Mandelmilch • 5 EL Chiasamen • 1 Prise gemahlene Vanille • 1 TL Honig oder etwas klein gemahlenes Steviakraut

Zubereitung
Bananen schälen, in eine Schüssel geben und mit einer Gabel zerdrücken. Mandelmilch, Chiasamen, Vanille und Honig oder Steviakraut dazugeben und alles gut verrühren. Den Pudding auf Dessertschälchen verteilen und die Chiasamen im Pudding etwa 1 Stunde im Kühlschrank quellen lassen.

Info: Chiasamen werden nicht umsonst als Superfood bezeichnet: Die veganen und glutenfreien Samen der Chiapflanze, die schon die Maya und Azteken schätzten, enthalten viel pflanzliches Eiweiß, lösliche Ballaststoffe und zahlreiche Antioxidanzien. Außer an wertvollen Omega-3-Fettsäuren sind die kleinen Wunderkörner auch reich an B-Vitaminen, Kalzium, Magnesium, Eisen und Zink.

Vorteile für die Faszien

Chiasamen = Omega-3-Fettsäuren (Zellaufbau, zur schnelleren Regeneration), Zink (Wundheilung)

Mandelmilch = Zink (Gewebeaufbau, abwehrstärkend, wundheilend), hochwertiges Eiweiß (Aufbau der Faszien), Omega-3-Fettsäuren (entzündungshemmend, Zellaufbau), Magnesium (Zellregeneration)

Obst = Vitamin A (Aufbau von Haut und Bindegewebe), Vitamin C (Aufbau von kollagenem Bindegewebe), Wasser (bessere Faszienversorgung mit Flüssigkeit), Kalium, Magnesium (für eine ideale Versorgung der Nerven und der Faszien sowie zur Zellregeneration)

Smoothie, Tee & Co.

Grüntee mit Ceylon-Zimt

Zutaten für 1 l
2 TL Grünteepulver • 1 Stange Ceylon-Zimt • Saft von 1 Zitrone

Zubereitung
1 1 Liter Wasser zum Kochen bringen, etwa 5 Minuten kochen und anschließend etwa 3 Minuten abkühlen lassen.
2 Eine Teekanne mit warmem Wasser ausspülen und das Grünteepulver sowie die Zimtstange hineingeben. Mit dem abgekochten Wasser übergießen und 5 Minuten ziehen lassen. Mit Zitronensaft verrührt servieren.

Vorteile für die Faszien

Ceylon-Zimt = Zymtaldehyd (blutzuckerstabilisierend, entzündungshemmend), Zink (fördert den Heilungsprozess), ätherische Öle (antibakteriell)

Grüntee = Katechine (entzündungshemmend)

Zitrusfrüchte = Vitamin A (Aufbau von Haut und Bindegewebe), Vitamin C (Aufbau von kollagenem Bindegewebe), Wasser (bessere Faszienversorgung mit Flüssigkeit), Kalium, Magnesium (für eine ideale Versorgung der Nerven und der Faszien, zellregenerierend)

Silizium-Powertee

Zutaten für 1 l
2 TL Ackerschachtelhalmkraut (aus dem Reformhaus) • 8 TL Brennnesselblätter
1 Biozitrone

Zubereitung
1 Ackerschachtelhalmkraut und Brennnesselblätter mit 1,5 Liter Wasser in einen Topf geben und etwa 1 Stunde köcheln lassen. Anschließend etwa 12 Stunden, am besten über Nacht, ziehen lassen.
2 In ein Sieb abgießen – dabei die Flüssigkeit auffangen – und die Teeblätter anschließend gut auspressen. Nur so kann ein höherer Anteil von Kieselsäure aus den Pflanzen herausgelöst werden. Die Zitrone heiß abwaschen, trockenreiben und in Scheiben schneiden. Jeweils 1 Zitronenscheibe in 1 Tasse Tee geben und den Tee über den Tag verteilt trinken. Der Tee kann vor dem Verzehr noch etwas erwärmt werden.

Vorteile für die Faszien

Ackerschachtelhalm & Brennnessel = Silizium (produziert kollagene Fasern, verleiht den Faszien ihre mechanischen Eigenschaften und verlangsamt den Alterungsprozess)

Zitrusfrüchte = Vitamin A (Aufbau von Haut und Bindegewebe), Vitamin C (Aufbau von kollagenem Bindegewebe), Wasser (bessere Faszienversorgung mit Flüssigkeit), Kalium, Magnesium (für eine ideale Versorgung der Nerven und der Faszien, zellregenerierend)

Stoffwechsel-Booster mit Chili

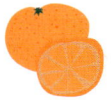

Zutaten für 500 ml
3 cm Ingwer- oder Galgantwurzel • 250 ml magnesium- und kalziumreiches Mineralwasser • ½ rote Chilischote • 250 ml Orangensaft, frisch gepresst

Zubereitung
1 Ingwer oder Galgant schälen und in Scheiben schneiden. Mit dem Mineralwasser in einen Topf geben und zum Kochen bringen. 5 Minuten kochen lassen.
2 Chilischote waschen und dazugeben. 1 Minute weiterkochen lassen. Chilischote und Ingwer oder Galgant entfernen und mit Orangensaft auffüllen. Auf Zimmertemperatur abkühlen lassen und servieren.

Vorteile für die Faszien

Chili = Piperin, Capsaicin (durchblutungsfördernd, schmerzlindernd, verbessern die Aufnahme von Vitaminen und Mineralien aus Lebensmitteln)

Ingwer/Galgant = Vitamin C (Aufbau von kollagenem Bindegewebe), Gingerol (entzündungshemmend), Allicin (natürliches Antibiotikum), Vitamin C (bindegewebsstabilisierend, abwehrstärkend)

Mineralwasser = Magnesium (Zellregeneration), Kalzium (Zellstoffwechsel, straffes Bindegewebe)

Zitrusfrüchte = Vitamin A (Aufbau von Haut und Bindegewebe), Vitamin C (Aufbau von kollagenem Bindegewebe), Wasser (bessere Faszienversorgung mit Flüssigkeit), Kalium, Magnesium (für eine ideale Versorgung der Nerven und der Faszien, zellregenerierend)

Ingwerwasser

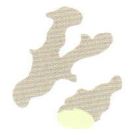

Geben Sie zu Ihrem Mineralwasser oder einem guten Leitungswasser – die Werte Ihres Leitungswassers erfahren Sie beim Wasserversorgungsamt – frischen oder getrockneten Ingwer dazu. Vor allem das im Ingwer enthaltene Gingerol und das Vitamin C haben eine positive Wirkung auf Ihr Bindegewebe. Um die Wirkung für die Faszien noch zu vergrößern, fügen Sie dem Wasser frisch gepressten Knoblauch hinzu; olfaktorisch ist dies kein Problem, da Ingwer den Knoblauchgeruch neutralisiert. Ziehen Sie den Knoblauch ab und drücken Sie ihn durch die Presse; lassen Sie den Knoblauch nach dem Pressen und bevor Sie ihn ins Wasser geben 5 bis 10 Minuten stehen, damit das im Knoblauch vorkommende Alliin durch die Reaktion mit Sauerstoff in das natürliche Antibiotikum Allicin umgewandelt wird. Allicin hat eine sehr gute entzündungshemmende und immunstabilisierende Wirkung. Durch den Zusatz von etwas Zitronensaft erhalten Sie noch mehr Vitamin C für die Stabilisierung des Kollagens. Zusätzlich bekommt das Getränk einen erfrischenden Geschmack.

Vorteile für die Faszien

Ingwer/Galgant = Vitamin C (Aufbau von kollagenem Bindegewebe), Gingerol (entzündungshemmend), Allicin (natürliches Antibiotikum), Vitamin C (bindegewebsstabilisierend, abwehrstärkend)

Knoblauch = sekundäre Pflanzenstoffe (entzündungshemmend), Allicin (natürliches Antibiotikum)

Mineralwasser = Magnesium (Zellregeneration), Kalzium (Zellstoffwechsel, straffes Bindegewebe)

Zitrusfrüchte = Vitamin A (Aufbau von Haut und Bindegewebe), Vitamin C (Aufbau von kollagenem Bindegewebe), Wasser (bessere Faszienversorgung mit Flüssigkeit), Kalium, Magnesium (für eine ideale Versorgung der Nerven und der Faszien, zellregenerierend)

Mandelmilch selbst herstellen

Zutaten für 1 l
200 g geschälte Mandeln • 1 TL Vanilleextrakt • 1 TL Honig • 1 Prise Salz
1 TL Zitronensaft, frisch gepresst

Zubereitung
1 Mandeln in ein Sieb geben und unter fließendem kaltem Wasser gut abspülen. In eine große Schüssel füllen und 1 Liter Wasser dazugeben. Mit einem Küchentuch abgedeckt 12 bis 18 Stunden einweichen lassen.
2 Mandeln in ein Sieb abgießen, gründlich abspülen und abtropfen lassen. Mit 1 Liter frischem Wasser oder stillem Mineralwasser, Vanille, Honig, Salz und Zitronensaft in einen Hochleistungsmixer geben und auf höchster Stufe pürieren.
3 Die Masse durch ein Haarsieb passieren und gut ausdrücken. In einem luftdicht verschlossenen Gefäß hält sich die Mandelmilch im Kühlschrank zwar 3 bis 4 Tage, doch am besten verzehren Sie sie sofort.

Tipp: Die Mandelreste aus dem Haarsieb können Sie aufbewahren und zum Backen verwenden.

Vorteile für die Faszien

Mandelmilch = Zink (Gewebeaufbau, abwehrstärkend, wundheilend), hochwertiges Eiweiß (Aufbau der Faszien), Omega-3-Fettsäuren (entzündungshemmend, Zellaufbau), Magnesium (Zellregeneration)

Erdbeer-Bananen-Mandel-Smoothie

Zutaten für 800 ml
1 Banane • 10 Erdbeeren • 50 g Petersilie • 400 ml Mandelmilch • 2 EL Mandelmus • 1 EL Mandelstifte oder Mandelblätter • ½ TL gemahlener Ceylon-Zimt

Zubereitung
1 Banane schälen und in Stücke schneiden. Erdbeeren waschen, putzen und vierteln. Petersilie waschen, trockenschütteln und grob zerkleinern.
2 Banane, Erdbeeren und Petersilie mit Mandelmilch, Mandelmus sowie Mandelstiften oder -blättern in den Hochleistungsmixer geben und zu einem cremigen Smoothie verarbeiten. Den Erdbeer-Bananen-Mandel-Smoothie in Gläser füllen und mit Ceylon-Zimt bestäubt servieren.

Vorteile für die Faszien

Mandelmehl & Mandelmilch = Zink (Gewebeaufbau, abwehrstärkend, wundheilend), hochwertiges Eiweiß (Aufbau der Faszien), Omega-3-Fettsäuren (entzündungshemmend, Zellaufbau), Magnesium (Zellregeneration)

Obst = Vitamin A (Aufbau von Haut und Bindegewebe), Vitamin C (Aufbau von kollagenem Bindegewebe), Wasser (bessere Faszienversorgung mit Flüssigkeit), Kalium, Magnesium (für eine ideale Versorgung der Nerven und der Faszien sowie zur Zellregeneration)

Petersilie = Eisen (Zellversorgung, für eine optimale Durchblutung), Vitamin C (Aufbau von kollagenem Bindegewebe)

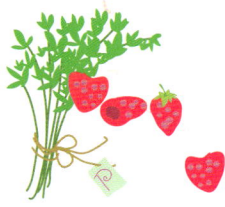

Grüner Power-Smoothie

Zutaten für 800 ml
1 reife Banane • 1 kleines Stück Galgant • 2 süße Äpfel • 2 Handvoll Spitzkohl
1 Handvoll Petersilie • 1 getrocknete Dattel • je 1 Prise gemahlene Vanille,
Chilipulver, Cayennepfeffer und gemahlener Zimt

Zubereitung
1 Banane und Galgant schälen und grob zerkleinern. Äpfel waschen und grob zerkleinern (das Kerngehäuse kann mit verwendet werden, wenn mit einem Hochleistungsmixer gearbeitet wird).
2 Banane, Galgant und Äpfel mit Spitzkohl, Petersilie, der Dattel, den Gewürzen – außer Zimt – und je nach gewünschter Konsistenz mit etwa 500 Milliliter Wasser in einen Hochleistungsmixer geben und zu einem frischen grünen Smoothie verarbeiten. In Gläser füllen und mit Zimt bestäubt servieren.

Vorteile für die Faszien

Äpfel = Pektin (entgiftend), sekundäre Pflanzenstoffe (entzündungshemmend)

Chili & Pfeffer = Piperin, Capsaicin (durchblutungsfördernd, schmerzlindernd, verbessern die Aufnahme von Vitaminen und Mineralien aus Lebensmitteln)

Kohl = Kalzium (straffes Bindegewebe, Zellstoffwechsel), Vitamin C (Aufbau von kollagenem Bindegewebe), Indole, Isothiocyanate (entzündungshemmend)

Petersilie = Eisen (Zellversorgung, für eine optimale Durchblutung), Vitamin C (Aufbau von kollagenem Bindegewebe)

Kurkuma-Smoothie

Zutaten für 800 ml
2 Mangos oder Papayas • 300 ml Mandelmilch • 1 TL Kokosöl • 1 EL Macapulver (aus dem Reformhaus) • ¼ TL gemahlener Zimt • ¼ TL gemahlene Vanille • ½ TL Kurkuma • schwarzer Pfeffer, frisch gemahlen • Saft von 1 Limette

Zubereitung
Mangos oder Papayas schälen, entkernen und grob zerkleinern. Mit den restlichen Zutaten in einen Hochleistungsmixer geben und in etwa 2 Minuten zu einem cremigen Smoothie verarbeiten. In Gläser füllen und sofort servieren.

Tipp: Auch Macapulver zählt zu den Superfoods. Die Wurzel der in den Anden beheimateten Pflanze wird gemahlen und enthält neben Kalzium, Zink, Jod, Eisen, Kupfer und Mangan auch zahlreiche B-Vitamine sowie Vitamin C.

Vorteile für die Faszien

Ceylon-Zimt = Zymtaldehyd (blutzuckerstabilisierend, entzündungshemmend), Zink (fördert den Heilungsprozess), ätherische Öle (antibakteriell)

Kurkuma = Curcumin (entzündungshemmend, hilft bei der Aktivierung der körpereigenen Kollagensynthese); die Kombination mit Pfeffer erhöht die Wirkung von Curcumin deutlich

Pfeffer = Piperin, Capsaicin (durchblutungsfördernd, schmerzlindernd, verbessern die Aufnahme von Vitaminen und Mineralien aus Lebensmitteln)

Zitrusfrüchte = Vitamin A (Aufbau von Haut und Bindegewebe), Vitamin C (Aufbau von kollagenem Bindegewebe), Wasser (bessere Faszienversorgung mit Flüssigkeit), Kalium, Magnesium (für eine ideale Versorgung der Nerven und der Faszien, zellregenerierend)

Kleines Faszien-Abc

A wie Aminosäuren Aminosäuren und Eiweiße sind wichtig für den Aufbau und die Regeneration der Faszien und des Bindegewebes. Hier sollten die biologische Wertigkeit und die Aufnahme von genügend Arginin, Glutamin, Lysin und Prolin beachtet werden.

B wie Bindegewebspflege Ihr Bindegewebe sollten Sie ebenso wie Ihre Zähne täglich pflegen – mit der richtigen Ernährung und ausreichend Bewegung. Zusätzlich kann die Durchführung von biokinematischem Training (nach der Five-Methode) eine hervorragende Bindegewebspflege bewirken. Tipps und Übungen zum Faszientraining erhalten Sie z. B. in Esther Nazzaro-Napierskis DVD »Faszination Faszien«, in den Yogabüchern von Amiena Zylla und in zahlreichen anderen Büchern sowie auf den Internetseiten, in den Lehrgängen und Videos der Gruppe von Divo Müller, Markus Rossmann und Robert Schleip unter www.fasciaresearch.de und www.fascial-fitness.de.

C wie Curcumin und Capsaicin Curcumin und Capsaicin sind wichtige Entzündungshemmer für das Fasziengewebe. Aus diesem Grund verwenden Sie Pfeffer und Curcumin am besten regelmäßig. Pfeffer ist wahrscheinlich ohnehin schon ein fester Bestandteil Ihres Gewürzregals; Curcumin ist beispielsweise in Kurkuma enthalten (siehe Kurkuma-Smoothie, S. 141).

D wie Docosahexaensäure (DHA) und Eicosapentaensäure (EPA) DHA und EPA liefern den Faszien notwendige Bestandteile für eine schnelle Regeneration und einen optimalen Aufbau. Um diese Fettsäuren aufzunehmen, müssen entweder Fisch oder Algen verzehrt werden. Zu einem kleinen Teil kann der Bedarf an diesen Fettsäuren auch über die Aufnahme pflanzlicher Omega-3-Fettsäuren (z. B. Leinöl) gedeckt werden.

E wie EMS-Training Das Training mittels Elektromuskelstimulation (EMS by miha bodytec) stellt eine ideale Ergänzung zum Faszientraining dar, weil die Muskeln – auch in tieferen Schichten – besonders intensiv, effizient und schnell trainiert werden. Mit EMS kann je nach Impuls eine Kraft-, eine Stoffwechsel- oder auch eine Entspannungseinheit durchgeführt werden. Deshalb setzt sich die Methode bei uns immer mehr durch.

F wie Faszien Faszien sind das kollagene Gewebsnetzwerk in unserem Körper, das auch als Geflecht der Gesundheit oder als Kommunikationssystem des Körpers bezeichnet wird. Die Faszien umgeben und durchziehen jeden Muskel, jedes Organ und jede Bandstruktur. Sie sorgen dafür, dass sich die einzelnen Teile unseres Körpers zu einem großen Ganzen zusammenfügen. Sie stützen und formen den Körper, übertragen Kräfte von Muskel zu Muskel und sind auch dafür verantwortlich, dass die Muskeln koordiniert zusammenarbeiten. Zudem schützen sie den Körper vor äußeren Einflüssen und wirken bei Bewegungen wie ein Stoßdämpfer. Weitere Informationen finden Sie u. a. in den Büchern und Berichten um die Forschergruppe von Dr. Robert Schleip.

G wie Gewichtsmanagement Ob unser Fasziensystem gut funktioniert, hängt auch von einem angemessenen Körpergewicht ab. Dazu müssen sich Kalorienaufnahme und Kalorienverbrauch die Waage halten. Steigern Sie die Aufnahme stoffwechselfördernder Substanzen und reduzieren Sie die Aufnahme stoffwechselblockierender Substanzen. Stoffwechselfördernde Substanzen sind u. a. in grünem Tee, Chili, Pfeffer und Ingwer enthalten.

H wie Hyaluronsäure Chemisch betrachtet ist Hyaluronsäure eine Kette aus Zuckermolekülen. Zucker hat die Eigenschaft, Wasser zu binden; dies ist vor allem für die Hautpflegeindustrie von Bedeutung. Hyaluronsäure stellt aber auch einen wichtigen Bestandteil des Bindegewebes dar und spielt eine Rolle bei der Zellbildung.

I wie Ingwer In zahlreichen Studien wurde bestätigt, dass Ingwer gut für die Faszien ist. Er enthält viel Vitamin C – und wirkt damit gewebsstabilisierend – sowie die sekundären Pflanzenstoffe Gingerol, Shogaol, Paradol und Zingeron, die entzündungshemmend wirken. Darüber hinaus hilft Ingwer dabei, das Immunsystem zu stärken.

J wie jetzt beginnen Jetzt ist der Beginn aller Veränderungen, auch einer Umstellung auf die richtige Ernährung. Warten Sie nicht, ändern Sie sofort etwas – nicht zu viel auf einmal, aber Schritt für Schritt.

K wie Katechine Bei Katechinen handelt es sich um Polyphenole aus der Gruppe der Flavonoide, die als sekundäre Pflanzenstoffe bezeichnet werden. Die Antioxidanzien weisen eine starke antibakterielle und antivirale Wirkung auf. Sie schützen die Zellwände der Arterien und senken die Bildung arteriosklerotischer Ablagerungen (Plaques). Sie können bei allergischen Reaktionen die Freisetzung von Histamin hemmen und dadurch eine Entzündungsreaktion reduzieren. Besonders viele Katechine finden sich in grünem Tee, Obst, dunkler Schokolade, Traubensaft und Rotwein.

L wie Leistungsfähigkeit Leistungsfähigkeit und Leistungsbereitschaft spielen in unserem Alltag eine wichtige Rolle. Dafür müssen sowohl die körperlichen als auch die mentalen Rahmenbedingungen stimmen. Nur wer leistungsfähig ist, kann Herausforderungen erfolgreich meistern.

M wie Mineralstoffe Der Mineralstoff Magnesium beeinflusst insgesamt über 300 Enzyme und nimmt auf diesem Weg auch Einfluss auf die Zellregeneration, die Sauerstoffnutzung und die Energiegewinnung im Körper. Weitere Mineralstoffe wie etwa Kalzium und Kalium sind für eine optimale Faszienversorgung ebenfalls notwendig.

N wie Nahrungsergänzungsmittel Sind Nahrungsergänzungsmittel sinnvoll und notwendig? Tatsache ist, dass wir heute eine so große Auswahl an Lebensmitteln haben, dass Vielfalt, Abwechslung und Ausgewogenheit eigentlich garantiert sein könnten. Wer sich klug und ausgewogen ernährt, kann seinen Nährstoffbedarf ohne weitere Ergänzungen mit herkömmlichen Nahrungsmitteln decken und ernährungsbedingten gesundheitlichen Störungen vorbeugen. Unsere Nahrung liefert alle Vitamine, Mineralstoffe und Energieträger, die unser Körper braucht – und, nicht zu vergessen, ausreichend Wasser.

In Ausnahmefällen können qualitativ hochwertige Nahrungsergänzungsmittel dennoch hilfreich sein, etwa bei bestimmten Erkrankungen, bei anhaltend hohen Belastungen, bei einer Nahrungsmittelunverträglichkeit oder nach einer Schwangerschaft. Sie können, wie der Name schon sagt, jedoch immer nur als Ergänzung, keinesfalls als Ersatz für eine ausgewogene Ernährung dienen. Holen Sie sich im Zweifelsfall Unterstützung bei einem qualifizierten Ernährungsberater oder lassen Sie sich doch gleich zu einem qualifizierten Ernährungsberater ausbilden, z. B. unter www.gluckerkolleg.de.

O wie OPC (oligomere Proanthocyanidine) OPC sind in verschiedenen Pflanzen natürlich vorkommende Stoffe, die zur Gruppe der Flavanole gehören. Sie verringern Gewebeschäden, verbessern die Blutzirkulation und reduzieren Entzündungen. Zudem verstärken OPC die positive Wirkung der Vitamine A, C und E. Besonders viele OPC finden sich in Traubenkernen (Traubenkernmehl), in der Schale roter Trauben, in Kokosnüssen, in Ginkgoblättern, in Äpfeln und auch im Rotwein.

P wie Pause Gönnen Sie sich im Alltag rechtzeitig eine Auszeit und genügend Entspannung. Stimmt das Verhältnis von Anspannung und Entspannung, nehmen wir Stresssituationen häufig nicht mehr als allzu belastend wahr. Wir regenerieren schneller – sowohl psychisch als auch physisch. Denn auch die Faszien brauchen zwischen den Belastungen immer wieder Pausen.

Q wie Quercetin Hierbei handelt es sich um einen bedeutenden Vertreter der Flavonoide. Die entzündungshemmende Wirkung von Quercetin scheint auf seinen antioxidativen Eigenschaften und auf der Hemmung entzündungsfördernder Enzyme zu beruhen. Quercetin ist in zahlreichen Nahrungsmitteln enthalten, darunter in Äpfeln, Zwiebeln, grünem Tee, Beeren, Kohlgemüse und Nüssen.

R wie Regeneration mit der Rolle Mit einer BLACKROLL® können Sie mit wenig Aufwand und einfachen Übungen die Flexibilität und Leistungsfähigkeit der Muskulatur und der Faszien deutlich erhöhen. Ein regelmäßiges und gezieltes Training regeneriert die Muskeln und sorgt für eine dauerhafte Lösung von Spannungen. Zahlreiche Experten aus Sport und Medizin sowie Topathleten empfehlen den regelmäßigen Gebrauch der BLACKROLL®; sie wird in Deutschland produziert und besteht aus zu 100 Prozent recyclefähigem Material.

S wie Silizium Silizium spielt eine Rolle bei der Bildung verschiedener Bestandteile der Zellen, aus denen das Bindegewebe besteht. Es verleiht den Faszien ihre mechanischen Eigenschaften. Siliziumreiche Lebensmittel sind u. a. Brennnesseln, Süßkartoffeln, Bambus, Ackerschachtelhalm, Petersilie, Löwenzahn, Blumenkohl, Erdbeeren, Spinat, Lauch, Trauben, Paprika und Birnen. Silizium ist auch Hauptbestandteil des Nahrungsergänzungsmittels Kieselerde.

T wie Training Ein gut geplantes regelmäßiges Training hilft bei der Versorgung der Faszien. Zusätzlich verbessert es die Gelenkstabilität und sorgt für das Erreichen des Wunschgewichts. Außerdem hat es positive Auswirkungen auf die mentale Leistungsfähigkeit. Sollten Sie Unterstützung durch einen qualifizierten und TÜV-geprüften Personal Fitness Trainer benötigen, wenden Sie sich vertrauensvoll an das www.gluckerkolleg.de.

U wie Unter- oder Überforderung Achten Sie in Ihrem (Bewegungs-)Alltag darauf, dass Sie sich weder unter- noch überfordern. Gönnen Sie sich bei Bedarf rechtzeitig eine Ruhepause. Lassen Sie diese Ruhepause aber nicht zu lange andauern! Ein regelmäßiges Fordern des Körpers und des Geistes trägt maßgeblich zu einem gesunden und ausgewogenen Lebensalltag bei.

V wie Vitamin A, C, D und E Unser Körper ist auf die Zufuhr von Vitaminen über die Nahrung angewiesen. Die essenziellen Nährstoffe sind an unzähligen Prozessen im Körper beteiligt; sie steuern chemische Reaktionen und übernehmen wichtige regulative Aufgaben. Die Vitamine A, C, D und E spielen eine besonders große Rolle im Hinblick auf den Aufbau und die Regeneration der Faszien. Eine vielseitige und ausgewogene Ernährung versorgt Sie mit diesen wichtigen Vitaminen, die regelmäßige Bewegung an der frischen Luft verhindert zudem einen Vitaminmangel.

W wie Wasser Der erste Schritt in Richtung optimale Versorgung der Faszien ist die Aufnahme von ausreichend hochwertigem, d.h. mineralstoffreichem Wasser. Wenn Sie das Wasser noch mit Ingwer anreichern oder es als Kräuter- oder grünen Tee genießen, tun Sie Ihren Faszien noch mehr Gutes. Ein bis anderthalb Liter Flüssigkeit pro Tag sind das Minimum, bei sportlicher Betätigung braucht der Körper deutlich mehr. Sollten Sie Schwierigkeiten haben, daran zu denken, gibt es zahlreiche Wasser-Apps für Ihr Smartphone, die Sie an das Trinken erinnern.

X wie Xylitol Zuckeraustauschstoffe wie Xylitol und auch Süßstoffe sollten Sie weitestgehend von Ihrem Speiseplan verbannen. Dazu zählt auch Glukose-Fruktose-Sirup, der hoch konzentriert häufig in industriell hergestellten Produkten vorhanden ist. Aber auch in fettarmen oder fettfreien Nahrungsmitteln verbergen sich Süß- und Zuckeraustauschstoffe, ganz zu schweigen von Zucker selbst. Vermeiden Sie neben Glukose-Fruktose-Sirup vor allem Acesulfam-K, Aspartam, Dextran, Gerstenmalz, Invertzucker, Maissirup, Maltit, Maltodextrin, Mannit, Sorbit, Saccharin, Sucralose, Tagatose und Xylit. Greifen Sie zum Süßen eher auf Honig, Ahornsirup (Güteklasse AA oder BB), Melasse oder die grünen Blätter der Steviapflanze zurück.

Y wie Yoga Bewegungsformen wie Yoga, Pilates und Biokinematik haben positive Auswirkungen auf die Faszien. Suchen Sie sich eine Bewegungsform, die Ihnen Spaß macht und die Sie regelmäßig durchführen wollen. Wichtig ist es, dranzubleiben und regelmäßig etwas zu tun. Wenn Sie erfahren möchten, was Sie zur Bewegung motiviert, können Sie auf der Internetseite www.hucosport.com ein Bewegungsprofil durchführen.

Z wie Zink Auch die Zufuhr von ausreichend Spurenelementen wie Zink ist für die Faszienversorgung notwendig. Zink spielt eine gründlich untersuchte und gut dokumentierte Rolle bei der Wundheilung. Obwohl Zink im menschlichen Körper nur in einer kleinen Menge vorkommt, findet man es in vielen Geweben einschließlich der Knochen, der Muskeln, verschiedener Organe und der Haut. Zahlreiche Enzymsysteme, die am Aufbau und an der Heilung von Gewebe beteiligt sind, benötigen Zink. Gute Quellen für Zink sind Austern, Rindfleisch, Nüsse, Kürbiskerne, Sonnenblumenkerne, Pilze, Meeresfrüchte und bestimmte Grünteesorten. Die Kombination mit Vitamin-C-reichen Lebensmitteln wirkt sich positiv auf die Zinkaufnahme aus. Aber nicht nur das Spurenelement Zink ist wichtig, auch die anderen Vertreter wie Eisen, Jod, Fluorid, Selen, Kupfer, Mangan, Chrom und Molybdän erfüllen wichtige Funktionen in unserem Körper und bei der Regeneration der Faszien.

Vorteile für die Faszien auf einen Blick

Ackerschachtelhalm & Brennnessel = Silizium (produziert kollagene Fasern, verleiht den Faszien ihre mechanischen Eigenschaften und verlangsamt den Alterungsprozess)

Apfel = Pektin (entgiftend), sekundäre Pflanzenstoffe (entzündungshemmend)

Artischocke = Bitterstoffe (entzündungshemmend, durchblutungsfördernd), sekundäre Pflanzenstoffe (entzündungshemmend)

Aubergine = sekundäre Pflanzenstoffe wie Terpene (entzündungshemmend)

Avocado = Omega-3-Fettsäure (entzündungshemmend), Vitamin A (Aufbau von Haut und Bindegewebe), Vitamin E (Zellteilung)

Buchweizen = Flavonoide (durchblutungsfördernd, entzündungshemmend)

Ceylon-Zimt = Zymtaldehyd (blutzuckerstabilisierend, entzündungshemmend), Zink (fördert den Heilungsprozess), ätherische Öle (antibakteriell)

Chiasamen = Omega-3-Fettsäuren (Zellaufbau, zur schnelleren Regeneration), Zink (Wundheilung)

Chili = Piperin, Capsaicin (durchblutungsfördernd, schmerzlindernd, verbessern die Aufnahme von Vitaminen und Mineralien aus Lebensmitteln)

Curry = Curcumin (entzündungshemmend, hilft bei der Aktivierung der körpereigenen Kollagensynthese); die Kombination mit Pfeffer erhöht die Wirkung von Curcumin deutlich

Ei = hochwertiges Eiweiß (Aufbau der Faszien), Vitamin D (straffes Bindegewebe, entzündungshemmend, abwehrstärkend), Lezithin (Zellaufbau)

Fisch = hochwertiges Eiweiß (Aufbau der Faszien), mehrfach ungesättigte Fettsäuren DHA und EPA (Aufbau der Faszien), Vitamin D (straffes Bindegewebe, entzündungshemmend, abwehrstärkend), Selen (Antioxidans, entgiftend, abwehrstärkend), Kupfer (für die Kollagenbildung), Jod (optimaler Fettstoffwechsel, wundheilend)

Fleisch = hochwertiges Eiweiß (Aufbau der Faszien), Eisen (Zellversorgung, für eine optimale Durchblutung)

Gemüse = Vitamin C (Aufbau von kollagenem Bindegewebe), Vitamin A (Aufbau von Haut und Bindegewebe), sekundäre Pflanzenstoffe (entzündungshemmend)

Gojibeere = hochwertiges Eiweiß (Aufbau der Faszien), Vitamin C (Aufbau von kollagenem Bindegewebe), Vitamin A (Aufbau von Haut und Bindegewebe), Eisen (durchblutungsfördernd)

Granatapfelkern = Polyphenole (entzündungshemmend)

Grüntee = Katechine (entzündungshemmend)

Hokkaidokürbis = Vitamin A, Beta-Karotin (am Aufbau von Haut und Schleimhaut beteiligt)

Hühner-/Rinderbrühe mit Mark = Chondroitin (wichtiger Bestandteil des Knorpelgewebes, verbessert die Beweglichkeit der Gelenke und verlangsamt den Verlust der Knorpelsubstanz), Glucosamin (Bestandteil des Bindegewebes, des Knorpels und der Gelenkflüssigkeit), Prolin (eine der wichtigsten Aminosäuren für den Aufbau des kollagenen Bindegewebes und der Faszien), Zink (Gewebeaufbau, abwehrstärkend, wundheilend)

Ingwer/Galgant = Vitamin C (Aufbau von kollagenem Bindegewebe), Gingerol (entzündungshemmend), Allicin (natürliches Antibiotikum), Vitamin C (bindegewebsstabilisieremd, abwehrstärkend)

Kakao = Katechine, Polyphenole (entzündungshemmend), CocoHeal (fördert das Wachstum der Hautzellen, unterstützt die Wundheilung, repariert Hautschäden und beugt der Faltenbildung vor)

Kohl = Kalzium (straffes Bindegewebe, Zellstoffwechsel), Vitamin C (Aufbau von kollagenem Bindegewebe), Indole, Isothiocyanate (entzündungshemmend)

Koriander = sekundäre Pflanzenstoffe, ätherische Öle, Terpene (entzündungshemmend)

Kurkuma = Curcumin (entzündungshemmend, hilft bei der Aktivierung der körpereigenen Kollagensynthese); die Kombination mit Pfeffer erhöht die Wirkung von Curcumin deutlich

Leinsamen = Omega-3-Fettsäuren (entzündungshemmend, Zellaufbau), Lignane (entzündungshemmend)

Mandelmehl = Zink (Gewebeaufbau, abwehrstärkend, wundheilend), hochwertiges Eiweiß (Aufbau der Faszien), Omega-3-Fettsäuren (entzündungshemmend, Zellaufbau), Magnesium (Zellregeneration)

Mandelmilch = Zink (Gewebeaufbau, abwehrstärkend, wundheilend), hochwertiges Eiweiß (Aufbau der Faszien), Omega-3-Fettsäuren (entzündungshemmend, Zellaufbau), Magnesium (Zellregeneration)

Meerrettich = Vitamin C (Aufbau von kollagenem Bindegewebe), ätherische Öle (entzündungshemmend), Kalium (für eine ideale Versorgung der Nerven und der Faszien)

Milchsaures Gemüse = Vitamin C (Aufbau von kollagenem Bindegewebe), Vitamin A (Aufbau von Haut und Bindegewebe), sekundäre Pflanzenstoffe (entzündungshemmend), Vitamin B12 (regeneriert Nervenzellen, Blut und Schleimhäute und ist am Stoffwechsel von Proteinen beteiligt)

Mineralwasser = Magnesium (Zellregeneration), Kalzium (Zellstoffwechsel, straffes Bindegewebe)

Muskatnuss = Myristicin, Eugenol (entzündungshemmend)

Nüsse = hochwertiges Eiweiß (Aufbau der Faszien), Vitamin E (Zellteilung), Selen (verbesserter Zellstoffwechsel), Omega-3-Fettsäuren (entzündungshemmend, Zellaufbau)

Obst = Vitamin A (Aufbau von Haut und Bindegewebe), Vitamin C (Aufbau von kollagenem Bindegewebe), Wasser (bessere Faszienversorgung mit Flüssigkeit), Kalium, Magnesium (für eine ideale Versorgung der Nerven und der Faszien sowie zur Zellregeneration)

Petersilie = Eisen (Zellversorgung, durchblutungsfördernd), Vitamin C (Aufbau von kollagenem Bindegewebe)

Pfeffer = Piperin, Capsaicin (durchblutungsfördernd, schmerzlindernd, verbessern die Aufnahme von Vitaminen und Mineralien aus Lebensmitteln)

Pilze = hochwertiges Eiweiß (Aufbau der Faszien), Vitamin D (straffes Bindegewebe, entzündungshemmend, abwehrstärkend)

Probiotika = haben positive Auswirkungen auf die gesamte Darmflora, aktivieren Abwehrzellen und stärken dadurch das Immunsystem

Rosmarin = Camosol (entzündungshemmend, verbesserter Sauerstofftransport in den Hautzellen, gegen vorzeitige Hautalterung und Zellulite)

Safran = Safranal (beruhigend, schmerzlindernd, entzündungshemmend, fördert die Aufnahme von Sauerstoff in den Zellen)

Salat = Vitamin A (Aufbau von Haut und Bindegewebe), Vitamin C (Aufbau von kollagenem Bindegewebe), Wasser (bessere Versorgung der Faszien mit ausreichend Flüssigkeit)

Salbei = ätherische Öle, Flavonoide, Gerbstoffe (entzündungshemmend)

Schnittlauch = Eisen (Zellversorgung, durchblutungsfördernd), Vitamin C (Aufbau von kollagenem Bindegewebe)

Sesamsamen = Kalzium (straffes Bindegewebe, Zellstoffwechsel), Lezithin (Zellaufbau)

Thymian = Thymol, Carvacrol (entzündungshemmend, antibakteriell)

Tomate = Lycopin (für einen besseren Stoffwechsel, entzündungshemmend)

Topinambur = Vitamin A (Aufbau von Haut und Bindegewebe), Vitamin C (Aufbau von kollagenem Bindegewebe), Zink (Gewebeaufbau, abwehrstärkend, wundheilend), Silizium (produziert kollagene Fasern, verleiht den Faszien ihre mechanischen Eigenschaften und verlangsamt den Alterungsprozess)

Zitrusfrüchte = Vitamin A (Aufbau von Haut und Bindegewebe), Vitamin C (Aufbau von kollagenem Bindegewebe), Wasser (bessere Faszienversorgung mit Flüssigkeit), Kalium, Magnesium (für eine ideale Versorgung der Nerven und der Faszien sowie zur Zellregeneration)

Zwiebel, Schalotte, Knoblauch = sekundäre Pflanzenstoffe (entzündungshemmend), Allicin (natürliches Antibiotikum)

Quellenverzeichnis

S. 19: Studie von Kris-Etherton, P.M., Innis, S., American Dietetic Association, Dieticians of Canada. Position of the American Dietetic Association and Dietitians of Canada: dietary fatty acids. J Am Diet Assoc 2007; 107: 1599–1611. Erratum in J Am Diet Assoc 2007; 107:2151.

S. 20: Studie von Sanders, K., Sanders-Gendreau, K.: The college Student and the anti-inflammatory diet. Explore (NY) 2007: 3: 410–412.

S. 27: Studie von De-Souza, D.A., Greene, L.J., 2006, erschienen im Insect Bioecology and Nutrition for Integrated Pest Management, herausgegeben von Antônio Ricardo.

S. 31: Studie von Chrysohoou, C., Panagiotakos, D.B., Pitsavos, C., Das, U.N., Stefanandis, C.: Adherence to the Mediterranean diet attenuates inflammation and coagulation process in healthy adults: The ATTICA Study. J Am Coll Cardiol 2004; 44. 152–158.

S. 31: Studie von Beauchamp, G.K., Keast, R., Morel, D. et al.: Ibuprofen-like activity in extra-virgin olive oil. Nature 2005: 437; 45–46.

S. 31: Studie von James, M.J., Gibson, R.A., Cleland, L.G.: Dietary polyunsaturated fatty acids and inflammatory mediator production. Am J Clin Nutr 2000; 71: 343–348; und Studie von Ringbom, T., Huss, U., Stenholm, A. et al.: Cox-2 inhibitory effects of naturally occurring and modified fatty acids. J Nat Prod 2001; 64: 745–749.

S. 32: Studie von Deutsch, L.: Evaluation of the Effect of Neptune Krill Oil on Chronic Inflammation and Arthritic Symptoms. Journal of the American College of Nutrition, Vol. 26, No.1, 2006; und Studie von Sampalis, T.: Evaluation of the Effect of NKO on Biomarkers of Chronic Inflammation in vivo. JSS medical research, inc., 2004.

S. 32 + 37: Studie von Sanders, K., Sanders-Gendreau, K.: The college Student and the anti-inflammatory diet. Explore (NY) 2007: 3: 410–412, 15; und Studie von Mladenka und Hrdina, 2010.

S. 39: Baeurle, S.A., Kiselev, M.G., Makarova, E.S., Nogovitsin, E.A.: Effect of the counterion behavior on the frictional-compressive properties of chondroitin sulfate solutions. 2009; Polymer 50 (7): 1805–1813.

S. 49: Studie von Havsteen, B. H.: The biochemistry and medical significance of the flavonoids. Pharmacol Ther 2002; 96: 67–202; und Studie von Kim, H. P., Son, K. H., Chang, H. W., Kang, S. S.: Anti-inflammatory plant flavonoids and cellular action mechanismus. J Pharmacol Sci 2004; 96: 229–245.

S. 50: Studie von Pattison, D., Symmons, D., Lunt, M. et al.: Dietary b-cryptoxanthin and inflammatory polyarthritis: results from a population-based prospective study. Am J Clin Nutr 2005; 82: 451–455.

S. 50: Studie von Torry E., Lemos, M., Caliari, V., Kassuya, C. A., Bastov, J. K., Andrade, S. F.: Anti-inflammatory and antinociceptive properties of blueberry extract (Vaccinium corymbosum). J Pharm Pharmacol 2007; 59: 591–596.

S. 50: Studie von Kapoor, R., Juang, Y. S.: Gamma linolenic acid; an anti-inflammatory omega 6 fatty acid. Curr Pharm Biotechnol 2006; 7: 531–534.

S. 52: Studie von Rasheed, Z., Akhtar, N., Anbazhagen, A. N., Ramamurthy, S., Shukla, M., Haqqi, T. M.: Polyphenol-rich pomegranate fruit extract (POMx) suppresses PMACI-induced expression of pro-inflammatory cytokines by inhibiting the activation of MAP Kiases and NF-kappaB in human KU812 cells. J Inflamm (London) 2009; 6:1.

S. 52: Studie von Brien, S., Lewith, G., Walker, A., Hicks, S. M., Middleton, D.: Bromelain as a treatment for osteoarthritis: a review of clinical studies. Evid Based Complement Alternat Med 2004; 1: 251–257.

S. 53: Studie von Lippiello, L., Nardo, J. V., Harlan, R., Chiou, T.: Metabolic effects of avocado/soy unsaponifiables on articular chondrocytes. Evid Based Complements Alternat Med 2008; 5: 191–197.

S. 55: Studie von Craig, W.: Health-promoting properties of common herbs. Am J Clin Nutr 1999; 70 (Suppl): 491–499; Studie von Wargovich, M. J., Woods, C., Hollis, D. M., Zander, M. E.: Herbals, cancer prevention and health. J Nutr 2001; 131 (11 Suppl): 3034–3036; Studie von Low Dog, T.: A reason to season: The therapeutic benefits of spices and culinary herbs. Explore (NX) 2006; 2: 446–449; Studie von Tapsell, L. C., Hemphill, I., Cobiac, L. et al.: Health benefits of herbs and spices: the past, the present, the future. Med J Aust 2006; 185 (4 Suppl): 1–24; und Studie von Aggarwal, B. B., Van Kuiken, M. E., Iyer, L. H., Harikumar, K. B., Sung, B.: Molecular targets of nutraceuticals derived from dietary spices: potential role in suppression of inflammatorion and tumorigenesis. Exp Biol Med 2009; 234: 825–849.

S. 57: Hostetler, G., Riedl, K., Cardenas, H., Diosa-Toro, M., Arango, D., Schwartz, S., Doseff, A. I.: Flavone deglycosylation increases their anti-inflammatory activity and absorption. Molecular Nutrition and Food Research; Ohio State University Columbus. 2010.

S. 71: Studie von Hensel, A., Hofmann, T., Deters, A., Stark, T.: N-Phenylpropenoyl-L-amino acids for skin regeneration, as anti-adhesive pathogenic microorganisms and for liver cell stimulation. 2006.

S. 77: Studie von Adcocks, C., Collin, P., Buttle, D. J.: Catechins from green tea (Camellia sinensis) inhibit bovine and human cartilage proteoglycan and Type II collagen degradation in vitro. J Nutr 2002; 132: 341–346.

S. 79: Studie von Selmi, C., Cocchi, C. A., Lanfredini, M., Keen, C. L., Gershwin, M. E.: Chocolate at heath: the anti-inflammatory impact of cocoa flavanols. Mol Nutr Food Res 2008:, 52: 1340–1348.

S. 79: Heinrich, U., Neukam, K., Tronnier, H., Sies, H., Stahl, W.: Long-term ingestion of high flavanol cocoa provides photoprotection against UV-induced erythema and improves skin condition in women. J Nutr. 2006;136:1565–1569.

S. 79: Studie von Vislocky, L. M., Fernandez, M. L.: Biomedical effects of grape products, Nutrition Reviews 68 (11): 656–670. 2010.

S. 79: Studie von Szewczuk, L. M., Forti, L., Stivala, L. A., Penning, T. M.: Pesveratrol is a peroxidase-mediated inactivator of COX-1 but not COX-2: a mechanistic approach to the design of COX-1-selective agents. J Biol Chem 2004: 279: 22727–22737.

S. 83: Studie von Kennedy, A., Martinez, K., Chuang, C. C., LaPoint, K., McIntosh, M.: Saturated fatty acid-mediated inflammation and insulin resistance in adipose tissue; Mechanisms of action and implications. J Nutr 2009; 139: 1–4.

S. 83f.: Studie von James, M. J., Gibson, R. A., Cleland, L. G.: Dietary polyunsaturated fatty acids and inflammatory mediator production. Am J Clin Nutr 2000; 71: 343–348.

S. 84: Studie von Kris-Etherton, P. M., Taylor, D. S., Yu-Poth, S. et al.: Polyunsaturated fatty acids in the food chain in the United States. Am J Clin Nutr 2000; 71 (Suppl): 179–188.

S. 85: Nurses' Health Study Med 2000; 343: 78–85 Nurses' Health Study 2000.

Literaturhinweise

AID: Vitamine und Mineralstoffe – eine starke Truppe. Broschüre, 6. Aufl. 2014 (im Internet bestellbar).

Baeurle, S. A., Kiselev, M. G., Makarova, E. S. und Nogovitsin, E. A.: Effect of the counterion behavior on the frictional-compressive properties of chondroitin sulfate solutions. Springer, Heidelberg 2009.

Biesalski, H. K., Köhrle, J., Schümann, K.: Vitamine, Spurenelemente und Mineralstoffe. Thieme, Stuttgart 2002.

Der Brockhaus Ernährung: Gesund essen – bewusst leben. Wissenmedia, Mannheim 2011.

»Faszien«. Geo, Hamburg 2015.

Feil, W.: Die Dr.-Feil-Strategie – Arthrose und Gelenkschmerzen überwinden. Forschungsgruppe Dr. Feil, 2013.

Gröber, U.: Orthomolekulare Medizin: Ein Leitfaden für Apotheker und Ärzte. Wissenschaftliche Verlagsgesellschaft, Stuttgart 2002.

Hahn, A., Ströhle, A. und Wolters, M.: Ernährung: Physiologische Grundlagen, Prävention, Therapie. Wissenschaftliche Verlagsgesellschaft, Stuttgart 2004.

Heinrich, P. C., Müller, M. und Graeve, L. (Hrsg.): Löffler/Petrides Biochemie und Pathobiochemie. Springer, Heidelberg 2007.

Leitzmann, C., Müller, C., Michel, P., Brehme, U., Hahn, A. und Laube, H.: Ernährung in Prävention und Therapie. Hippokrates Verlag in MVS Medizinverlage, Stuttgart 2005.

Metz, C. et al.: »T-helper type 1 cytokine release is enhanced by in vitro zinc supplementation due to increased natural killer cells«, Nutrition 23, 2007.

Müller, D. G., Hertzer, K.: Training für die Faszien. Die Erfolgsformel für ein straffes Bindegewebe. Südwest, München 2015.
Müller, S., Stübel, K. u. a.: Betreuungshandbücher Knie, Schulter, Hüfte, Wirbelsäule. Health and Beauty, 2012–2015.
Schleip, R., Bayer, J.: Faszien-Fitness: Vital, elastisch, dynamisch in Alltag und Sport. Riva, München 2014.
Schmidt, E. und Schmidt, N.: Leitfaden Mikronährstoffe: Orthomolekulare Prävention und Therapie. Urban und Fischer, Stuttgart 2004.
»Sport und Gesundheit« Geo Kompakt, Hamburg 2014.

Rezeptregister

Bananenbrot 103
Bananen-Chia-Pudding 133
Bananen-Granatapfel-Fruchtcreme 128
Erdbeer-Bananen-Mandel-Smoothie 139
Feldsalat-Vitamin-A-C-D-E-Bombe 107
Fit-und-aktiv-Salat 110
Gemüsenudeln mit Pilzen 123
Gemüsepfanne rote, mit Ei 120
Granat-Apfel«-Fruchtsalat 131
Grüner Power-Smoothie 140
Grünkohl, gebratener, mit Garnelen 121
Grüntee mit Ceylon-Zimt 134
Hähnchen in Salbeimarinade 119
Hühner- oder Rinderbrühe 112
Ingwerwasser 137
Karotten-Kokos-Suppe mit Ingwer 113
Kürbis-Curry-Suppe mit Vanille 114
Kurkuma-Smoothie 141
Leinsamen-Mandel-Brötchen 104
Mandelmilch selbst herstellen 138
Milchsaures Allerlei 117
Naschkatzenfrühstück mit Kokos 102
Pilz-Kräuter-Omelett 106
Pute mit Aubergine und Artischocke 124
Rinderbrühe 112
Rindfleisch mit asiatischem Gemüse 122
Salat mit Kräutern & Safran-vinaigrette 111
Salat, bunter, mit Lachsstreifen 109
Schoko-Bananen-Becher mit Buchweizen 130
Schokoladenpudding mit Zimt 132
Shrimpsspieße mit Avocado 125
Silizium-Powertee 135
Stoffwechsel-Booster mit Chili 136
Süßkartoffeln mit Pastinaken 127
Waldpilzpfanne mit Kräutern 118

Sachregister

Ahornsirup 70
Akupunktur 13
Algen 31f., 48f.
Allicin 34, 50, 52, 54, 57
Alpha-Linolensäure 31f.
Aminosäuren 19, 24ff., 142
Antioxidanzien 31, 33ff., 50, 77ff.
Äpfel 51f., 63, 140, 149
Arginin 25ff.
Artischocken 53, 96, 124, 149
Auberginen 53, 124, 149
Avocados 53f., 124f., 149
Bananen 51, 96
Basilikum 66
Beerenobst 50f.
Bewegung 12ff., 18, 96
Bindegewebe 13ff., 18ff., 24ff., 28ff., 39, 42, 55, 61, 142
Blutgerinnung 32
Bone Broth (Knochenbrühe) 38, 112
Bromelain 52
Buchweizen 54f., 97, 130, 149
Candida albicans 68, 94f.
Capsaicin 34f., 58, 75, 142
Chiasamen 49, 133, 149
Chili 72f., 79, 114, 120, 125, 136, 140, 149
Chondroblasten 28f.
Chondroitin 38f.
Curcumin 34f., 72f., 141f., 150
Curry 73f., 114, 149
Darmgesundheit 94ff.
DHA (Docosahexaensäure) 31f., 142
Diäten 17f., 28
Eicosapentaensäure (EPA) 31f., 142
Eier 25, 27f., 41f., 48, 59, 69, 103f., 106f., 109, 149
Eisen 43, 45, 49, 51, 57ff., 61ff., 78, 90
Faszien (Definition) 12ff., 143
Fenchel 67
Fette 24, 30ff.
Fettsäuren 19
Fibroblasten 13, 28f.
Fisch 25ff., 31f., 40, 42, 44, 48f., 59, 63, 69, 74, 109, 149
Fleisch 25ff., 43, 45, 48, 59, 63, 69, 84, 122, 124, 149
Flüssigkeitszufuhr 18ff. siehe auch Wasser
Galgant 55, 113, 125, 136f., 150
Gemüse 25, 27, 33, 36, 38, 40f., 43ff., 49f., 52ff., 74, 90, 96f., 112f., 116, 119, 122f., 127, 150f.

Sachregister

Geschmacks-/Aroma-/Süßstoffe 19
Gewürznelke 74
Glucosamin 39
Glukose 27ff., 84f.
Glutamin 26f.
Granatapfel(kerne) 52, 128, 131, 150
HGH (Human Growth Hormone) 25, 29
Honig 70f., 97
Immunsystem/-abwehr 12, 25ff., 32, 39, 41, 45, 67, 86, 94ff.
Ingwer 55, 73, 77, 79, 113, 125, 136f., 144, 150
Insulin 29, 83f.
Kakao 78f., 130, 132, 150
Kalium 21, 49ff., 56ff., 61, 63f., 66f., 69, 74
Kalzium(mangel) 20f., 41ff., 49f., 54, 57, 59, 61, 63, 66f.; 69, 78, 90
Kamille 67
Karotten 55f.
Katechine 36f., 144, 150
Knoblauch 56f., 69, 96, 113, 116, 119, 137, 152
Knollensellerie 57
Kohl 54, 116, 140, 150
Kohlenhydrate 19, 24, 28ff., 49f., 85
Kollagen 12f., 17, 19, 27, 31, 34, 40f., 44ff., 55, 65, 99
Kopfsalat 60
Kräuter 66ff.
Kresse 67f.
Kupfer 43ff.
Kürbis 57f., 114, 150
Laktoseintoleranz 91
LDL-Cholesterinspiegel 31
Löwenzahn 61, 96
Lycopin 64f.
Lymphozyten 26
Lysin 27
Magnesium 21, 43ff., 49, 51, 54, 58, 61, 63f., 66f., 69, 79, 90
Majoran 68

Mandelmilch 25, 78f., 89f., 133, 138f., 151
Meerrettich 74, 116, 151
Mehle 48, 103f., 139, 151
Melone 57f.
Milchprodukte 27f., 91, 97f.
Mineralstoffe 19ff., 39f., 50ff., 57, 144
MSM (Methylsulfonylmethan) 35f.
Muskatnuss 74f., 114, 151
Nahrungsergänzungsmittel 20, 145
Nüsse 26f., 30, 33, 36, 42, 44f., 48f., 102, 107, 109f., 122, 131f., 151
Obst 21, 25, 33, 37f., 40f., 45, 49ff., 63, 96, 102f., 107, 128, 130ff., 139, 151
Olivenöl 30f., 49, 60
Omega-3-Fettsäuren 31f., 49, 54, 61, 83f., 91, 98
Omega-6-Fettsäuren 19, 32, 49, 83ff., 91, 98
Omega-9-Fettsäuren 30f., 49
OPC (oligomere Proanthocyanidine) 37, 145
Oregano 68
Osteopathie 13
Paprika 58
Pastinake 58, 69, 90, 96
Petersilie 68f., 111f., 118, 139f., 151
Pfeffer 75, 79, 140f., 151
Pilze 27, 41f., 45, 59f., 66, 106f., 110, 118, 122f., 151
Portulak 61f.
Pro-/Praebiotika 95ff., 116, 151
Prolin 27f.
Proteine (Eiweiße) 24f., 35
Radieschen 62
Rettich 62
Rosmarin 69, 114, 127, 152
Roter Traubensaft 79
Rückenfaszie, große (Fascia thoracolumbalis) 14
Safran 75, 111, 152

Salat 25, 27, 40, 59ff., 69, 109f., 152
Salatgurke 62f.
Schmerzen 14f., 34
Schnittlauch 69, 106, 111, 118, 152
Schokolade 71f.
Schwarzwurzel 58, 96
Sekundäre Pflanzenstoffe 33ff., 50ff., 57, 60f., 64, 67, 69, 96
Senf 76
Silizium (Kieselsäure) 37f., 146
Smoothies 50, 61, 64, 77f., 139ff.
Somatropin 25
Spinat 63f.
Spurenelemente 39f., 51
Stevia 72
Stress 27, 30, 35, 88, 98f.
Süßholz 76
Süßigkeiten 19, 97
Süßkartoffeln 24f., 38, 45, 59, 90, 97
Süßungsmittel, natürliche 70ff.
Thymian 70, 120, 152
Tomaten 64f., 96, 111, 152
Topinambur 59, 96, 120, 127, 152
Transfette 19, 32, 83ff., 98
Übergewicht 18, 30f., 86f.
Vitamin C 27f., 35, 40f., 44f., 50f., 54f., 57ff., 66ff., 76, 147
Vitamine 19, 35, 37, 39f., 49ff., 57, 147
Wasser 20f., 43ff., 77, 106, 136f., 147, 151
Weißmehlprodukte 19
Wundheilung 27, 29, 39, 41, 45, 70f.
Yoga 13, 148
Zellulite 18
Zimt 76, 79, 102f., 128, 131f., 134, 141, 149
Zink 35, 38f., 43, 45, 49, 58f., 61, 63, 66, 68ff., 76, 90, 148
Zucker 86f., 95, 97
Zusatzstoffe 19f., 82, 88f.
Zwiebeln 56f., 69, 96, 107, 113, 116, 119, 123, 152

Impressum

1. Auflage 2016

© 2016 by Südwest Verlag, einem Unternehmen der Verlagsgruppe Random House GmbH, Neumarkter Straße 28, 81637 München

Die Verwertung der Texte und Bilder, auch auszugsweise, ist ohne Zustimmung des Verlags urheberrechtswidrig und strafbar. Dies gilt auch für Vervielfältigungen, Übersetzungen, Mikroverfilmung und für die Verarbeitung mit elektronischen Systemen.

Hinweis: Die Ratschläge/Informationen in diesem Buch sind von Autor und Verlag sorgfältig erwogen und geprüft, dennoch kann eine Garantie nicht übernommen werden. Eine Haftung des Autors bzw. des Verlags und seiner Beauftragten für Personen-, Sach- und Vermögensschäden ist ausgeschlossen.

Der Verlag weist ausdrücklich darauf hin, dass im Text enthaltene externe Links vom Verlag nur bis zum Zeitpunkt der Buchveröffentlichung eingesehen werden konnten. Auf spätere Veränderungen hat der Verlag keinerlei Einfluss. Eine Haftung des Verlags ist daher ausgeschlossen.

Projektleitung: Sarah Gast

Redaktion: Dr. Ulrike Kretschmer, München

Korrektorat: Susanne Langer, Traunstein

Layout und Satz: Dr. Alex Klubertanz, Garmisch-Partenkirchen

Bildredaktion: Anka Hartenstein

Bildnachweis Fotos: fascialnet.com: 6; fotolia: 26 (kab-vision), 29 (tycoon101), 56 (Africa Studio), 62 (TwilightArtPictures), 83 (denis_vermenko), 99 (Africa Studio), 105 (alexeyborodin), 108 (sytnik), 115 (s_karau); istockphoto: 36 (joannawnuk), 43 (HandmadePictures), 78 (DENIO RIGACC); Jumpfoto: 10 (Kristiane Vey); Mauritius Images: 100 (Westend61); shutterstock: 14 (CLIPAREA | Custom media), 16 (YorkBerlin), 80 (Elena Schweitzer), 86 (Tatyana Vyc), 88 (USAart studio); Stephan Müller: 9; StockFood: 22 (People Pictures), 46 (Haurylik, Alena), 126 (Winkelmann, Bernhard); thinkstockphotos: 73 (TeodoraDjordjevic), 92 (PIKSEL), 129 (AlexPro9500)

Bildnachweis Illustrationen: Katja Muggli: alle Obst- und Gemüseillustrationen, Sabine Timmann: 12

Umschlaggestaltung: *zeichenpool, München, unter Verwendung einer Abbildung von © shutterstock/Maks Narodenko, Curly Pat, arigato

Druck und Verarbeitung: Alcione, Lavis

Printed in Italy

ISBN: 978-3-517-09432-8

Verlagsgruppe Random House FSC® N001967

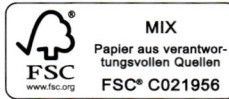